動物病院スタッフのための

犬と猫の感染症ガイド

適切でわかりやすいインフォームのために

監修　小沼 守　前田 健　佐藤 宏

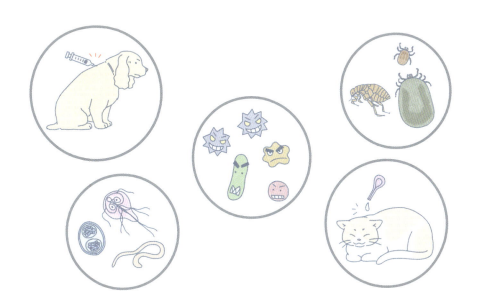

緑書房

ご 注 意

本書中の疾患の概要，診断法，治療法，予防法については，最新の獣医学的知見をもとに，細心の注意をもって記載されています。しかし獣医学の著しい進歩からみて，記載された内容がすべての点において完全であると保証するものではありません。実際の症例へ応用する場合や飼い主へのインフォームの参考にする際には，検査に使用する機器の製造会社，検査会社が提供する情報を確認し，各獣医師の責任の下，注意深く診療を行ってください。また，人用医薬品等を用いた適用外処方の場合においても，各獣医師の責任の下，慎重に使用してください。本書記載の疾患の概要，診断法，治療法，予防法による不測の事故に対して，著者，監修者，編集者ならびに出版社は，その責を負いかねます。 （株式会社 緑書房）

はじめに

　獣医師や動物看護師は臨床現場において，様々な人獣共通感染症の啓発や予防に尽力しているが，近年，注目すべき事例として重症熱性血小板減少症候群（SFTS）に感染した猫・犬からの飼い主および獣医療関係者への感染が確認されている。この状況に臨床現場では，たいへん危機感を覚えており，人獣共通感染症の啓発および予防はさらに重要な社会的責務となっている。

　そのような中，犬と猫の臨床に従事する獣医師を対象とした書籍である『臨床獣医師のための犬と猫の感染症診療』が前田健先生（山口大学），佐藤宏先生（山口大学）監修のもと，多くの専門家により執筆され，昨年11月に緑書房より上梓された。実は，この書籍の姉妹本として，臨床獣医師や動物看護師が飼い主に分かりやすいインフォームド・コンセントを行うのに役立つ参考書の制作を構想しており，その監修を手伝ってほしいと，緑書房の編集部から依頼があった。確かに臨床現場では感染症の説明は複雑で難しく苦慮している。そこで，飼い主への説明の際に使える分かりやすい資料があれば，現場での人獣共通感染症の啓発に寄与できると考えた。しかも，執筆は長谷川篤彦先生（東京大学名誉教授）をはじめ，錚々たる専門家がご担当されているため，その一部でも力になれるなら，たいへん光栄であり，快く監修を引き受けた。

　本書の監修を進めるにあたり，感染症の専門家として前田健先生がウイルス，細菌，真菌，佐藤宏先生が原虫，蠕虫，節足動物を担当された。私は，25年以上にわたる臨床現場での経験と，医療現場におけるコミュニケーションスキルについて文教大学で学んだ経験を活かし，実際のインフォームド・コンセントで必要となるであろう情報の補強などの監修を行った。緑書房の編集部（共に獣医師でもある村上美由紀氏，齊藤真央氏）には，感染経路と生活環，検査の様子を分かりやすく説明したイラストの作成などをはじめ，臨床現場ですぐ役立つ書籍となるよう，丁寧に編集作業を進めていただいた。この場を借りてあらためて感謝を申し上げたい。

　本書は，多くの関係者のご尽力により，臨床現場はもちろんのこと，動物看護学教育や獣医学教育においても活用しやすい一冊に仕上がったと思っている。さらに詳細な解説が必要な場合は，姉妹本である『臨床獣医師のための犬と猫の感染症診療』を活用するなど，ともに臨床現場で日常的に活用いただければ幸いである。

2019年　春

監修者を代表して

小沼　守

監修者・執筆者一覧 (五十音順)

[監修者]

小沼　守　　ONUMA Mamoru（千葉科学大学 危機管理学部 動物危機管理学科）
佐藤　宏　　SATO Hiroshi（山口大学 共同獣医学部 獣医学科 獣医寄生虫病学研究室）
前田　健　　MAEDA Ken（山口大学 共同獣医学部 獣医学科 獣医微生物学教室）

[執筆者]

池　和憲　　IKE Kazunori（日本獣医生命科学大学 獣医学部 獣医学科 獣医寄生虫学研究室）……………………3-3
岩本久美　　IWAMOTO Kumi（京都第一赤十字病院 検査部）……………………3-6-①②, 8-6-①②
宇賀昭二　　UGA Shoji（神戸女子大学 看護学部 看護学科）……………………3-6-①②, 8-6-①②
遠藤泰之　　ENDO Yasuyuki（鹿児島大学 共同獣医学部 獣医学科 臨床獣医学講座）……………………7-3
大屋賢司　　OHYA Kenji（国立医薬品食品衛生研究所 衛生微生物部 第二室）……………………7-1
奥　祐三郎　OKU Yuzaburo（鳥取大学 名誉教授）……………………3-5, 8-2, 8-5
奥田　優　　OKUDA Masaru（山口大学 共同獣医学部 獣医学科 獣医内科学研究室）……………………2-3
金　京純　　KIM Kyeong Soon（鳥取大学 農学部 共同獣医学科 獣医寄生虫病学分野）……………………3-5, 8-5
佐藤　宏　　SATO Hiroshi（上掲）……………………3-8, 3-11, 8-8, 8-11
下田　宙　　SHIMODA Hiroshi（山口大学 共同獣医学部 獣医学科 獣医微生物学教室）……………………1-8, 6-8
髙島康弘　　TAKASHIMA Yasuhiro（岐阜大学 応用生物科学部 共同獣医学科 獣医寄生虫病学分野）……………………8-4
高野　愛　　TAKANO Ai（山口大学 共同獣医学部 獣医学科 獣医疫学研究室）……………………4-5
戸田純子　　TODA Junko（熊本県 県北広域本部 衛生環境課）……………………8-2
西垣一男　　NISHIGAKI Kazuo（山口大学 共同獣医学部 獣医学科 獣医感染症学研究室）……………………6-4, 6-5
野中成晃　　NONAKA Nariaki（宮崎大学 農学部 獣医学科 獣医寄生虫病学研究室）……………………3-7, 3-9, 8-7, 8-9
長谷川篤彦　HASEGAWA Atsuhiko（東京大学 名誉教授）……………………5-1, 5-2, 10-1
星　克一郎　HOSHI Katsuichiro（見附動物病院／日本動物高度医療センター）……………………3-10, 8-10
前田　健　　MAEDA Ken（上掲）……………………1-2
松尾加代子　MATSUO Kayoko（岐阜県飛騨家畜保健衛生所／岐阜大学 客員准教授／山口大学 非常勤講師）……………………3-8, 8-8
松尾智英　　MATSUO Tomohide（鹿児島大学 共同獣医学部 獣医学科 病態予防獣医学講座 寄生虫病学分野）
　　　　　　……………………3-2-①, 8-3-①
松林　誠　　MATSUBAYASHI Makoto（大阪府立大学大学院 生命環境科学研究科 獣医学専攻 獣医国際防疫学教室）
　　　　　　……………………3-1, 3-2-②, 8-1, 8-3-②
丸山総一　　MARUYAMA Soichi（日本大学 生物資源科学部 獣医学科 獣医公衆衛生学研究室）……………………7-2
望月雅美　　MOCHIZUKI Masami（日本獣医生命科学大学 客員教授）
　　　　　　……………………1-1, 1-3, 1-4, 1-5, 1-6, 1-7, 6-1, 6-2, 6-3, 6-6, 6-7
森田達志　　MORITA Tatsushi（日本獣医生命科学大学 獣医学部 獣医学科 獣医寄生虫学研究室）
　　　　　　……………………4-1, 4-2, 4-3, 4-4, 9-1-①②③, 9-2, 9-3
横山直明　　YOKOYAMA Naoaki（帯広畜産大学 原虫病研究センター 高度診断学分野）……………………3-4
度会雅久　　WATARAI Masahisa（山口大学 共同獣医学部 獣医学科 獣医公衆衛生学研究室）……………………2-1, 2-2

（所属は2019年3月現在）

本書の使い方

タイトルの下には，その感染症の「原因」「症状」「予防」「特徴」の基本情報がまとめられています。

人にも感染する，人と動物の共通感染症については，飼い主さんに注意を促すべき情報がまとめられています。

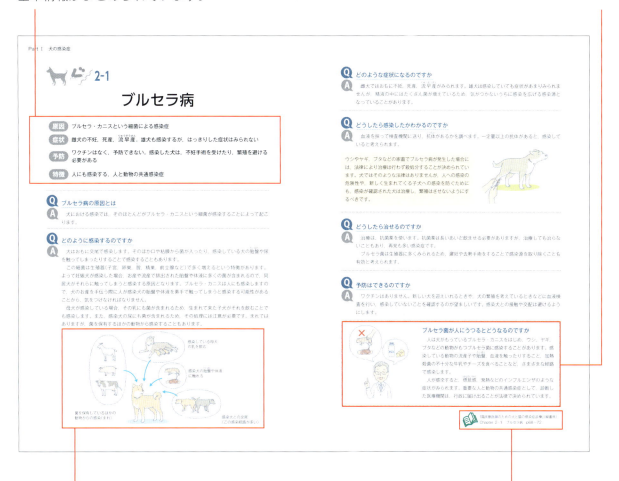

感染経路がイメージしやすいよう，解説とともにイラストがついているので，インフォームド・コンセントの際に，飼い主さんに見せながら説明することができます。

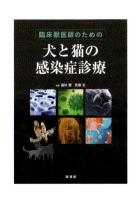

さらに詳しい情報や専門的知見は，既刊『臨床獣医師のための犬と猫の感染症診療』（緑書房）で調べることができます。

目次

はじめに ………………………………… 3
監修者・執筆者一覧 …………………… 4
本書の使い方 …………………………… 5

Part I　犬の感染症

▶Chapter 1　犬のウイルス感染症

1. 狂犬病 ………………………………… 10
2. 犬ジステンパー ……………………… 14
3. 犬伝染性肝炎 ………………………… 17
4. 犬伝染性喉頭気管炎 ………………… 20
5. 犬パルボウイルス感染症 …………… 23
6. 犬コロナウイルス感染症 …………… 26
7. 犬パラインフルエンザウイルス感染症
   ………………………………………… 28
8. 重症熱性血小板減少症候群（SFTS）
   ………………………………………… 30

▶Chapter 2　犬の細菌感染症

1. ブルセラ病 …………………………… 33
2. パスツレラ症 ………………………… 35
3. レプトスピラ症 ……………………… 37

▶Chapter 3　犬の内部寄生虫感染症

1. ジアルジア症 ………………………… 40
2-①. コクシジウム症 …………………… 42
2-②. クリプトスポリジウム症 ………… 44
3. ネオスポラ症 ………………………… 46
4. バベシア症 …………………………… 48
5. 吸虫症 ………………………………… 50
6-①. 瓜実条虫症 ………………………… 52
6-②. マンソン裂頭条虫症 ……………… 54
7. エキノコックス症 …………………… 56
8. 回虫症 ………………………………… 58
9. 鉤虫症 ………………………………… 61
10. フィラリア症 ……………………… 64
11. その他の線虫症 …………………… 67

▶Chapter 4　犬の外部寄生虫感染症

1. 疥癬 …………………………………… 70
2. 耳ダニ感染症 ………………………… 72
3. ニキビダニ症 ………………………… 74
4. ノミ感染症 …………………………… 76
5. マダニ寄生と媒介性疾患 …………… 78

▶Chapter 5　犬の真菌感染症

1. マラセチア症 ………………………… 81
2. 皮膚糸状菌症 ………………………… 84

Part II 猫の感染症

▶Chapter 6　猫のウイルス感染症

1．猫汎白血球減少症 ……………………… 90
2．猫カリシウイルス感染症 ……………… 94
3．猫ウイルス性鼻気管炎 ………………… 98
4．猫白血病ウイルス感染症 ……………… 101
5．猫免疫不全ウイルス感染症 …………… 105
6．猫コロナウイルス性腸炎 ……………… 109
7．猫伝染性腹膜炎（FIP）………………… 111
8．重症熱性血小板減少症候群（SFTS）
　　…………………………………………… 114

▶Chapter 7　猫の細菌感染症

1．猫クラミジア症 ………………………… 118
2．猫ひっかき病 …………………………… 120
3．ヘモプラズマ感染症
　（赤血球指向性マイコプラズマ感染症）
　　…………………………………………… 122

▶Chapter 8　猫の内部寄生虫感染症

1．ジアルジア症 …………………………… 124
2．トリコモナス症 ………………………… 126
3-①．コクシジウム症 …………………… 128
3-②．クリプトスポリジウム症 ………… 130
4．トキソプラズマ症 ……………………… 132

5．吸虫症 …………………………………… 135
6-①．瓜実条虫症 ………………………… 137
6-②．マンソン裂頭条虫症 ……………… 139
7．エキノコックス症 ……………………… 141
8．回虫症 …………………………………… 143
9．鉤虫症 …………………………………… 146
10．フィラリア症 …………………………… 149
11．その他の線虫症 ………………………… 152

▶Chapter 9　猫の外部寄生虫感染症

1-①．疥癬 ………………………………… 154
1-②．ツメダニ感染症 …………………… 156
1-③．ハジラミ感染症 …………………… 158
2．耳ダニ感染症 …………………………… 160
3．ノミ感染症 ……………………………… 162

▶Chapter 10　猫の真菌感染症

1．皮膚糸状菌症 …………………………… 164

Part I 犬の感染症

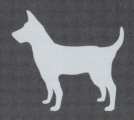

 Chapter 1　犬のウイルス感染症

 Chapter 2　犬の細菌感染症

 Chapter 3　犬の内部寄生虫感染症

 Chapter 4　犬の外部寄生虫感染症

 Chapter 5　犬の真菌感染症

Part I 犬の感染症

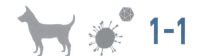 1-1

狂犬病
きょうけんびょう

原因 狂犬病リッサウイルスというウイルスによる感染症

症状 感染し神経症状が発症した動物は，ほぼ100%死亡する（非常に危険）

予防 狂犬病ワクチンで予防できる。日本では法律で犬へのワクチン接種が義務付けられている

特徴 人にも動物にも感染する，人と動物の共通感染症。現在日本では発生がないが，海外のほとんどの国や地域では発生の危険性がある。開発途上国では犬の病気といえば狂犬病と言われている

Q 狂犬病の原因とは

A 狂犬病リッサウイルスというウイルスが感染することによって起こります。

日本における狂犬病

　狂犬病は，もし感染し発症してしまうとほぼ100%死亡するという，非常に危険な感染症です。現在日本では発生がありませんが，おとなりの韓国，中国，台湾を含め世界中で発生しています。

　狂犬病は昔，日本でも多くみられました。しかし1950年にできた「狂犬病予防法」によって，野良犬の捕獲・管理や，犬を飼うときは狂犬病ワクチンを接種して行政へ登録することを国が義務付けたことで，1957年の猫での発症を最後に日本での発生はみられなくなりました。日本が狂犬病の撲滅に成功できたのは，法律ができて飼い主の予防意識が高まったこと，加えて海で囲まれた島国なので狂犬病の恐れのある動物の移動や野生動物の侵入に制限がある環境だったからと考えられています。

Q 狂犬病は犬だけの病気ですか

A 人を含む"すべての哺乳類"が感染します。ただし，感染・発症のしやすさには差があり，猫，キツネ，イタチ，オオカミ，コヨーテやげっ歯類などの動物は感染・発症しやすいと考えられています。

　どのように感染するのですか

　犬は，狂犬病を発症した犬や野生動物に咬まれることで感染します。人は，おもに狂犬病を発症した動物に咬まれることで感染します（アジア地域では特に犬，米国では猫も危険視されています）。咬まれたときに感染動物の唾液中にいるウイルスが傷口から体内に侵入し感染するのです。咬まれた部位でウイルスは増殖し，その後，神経に入り込み，神経を伝って脳へ侵入します。脳がウイルスにより破壊されると脳炎を起こします。

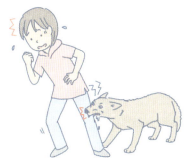

1957年の猫での発症を最後に日本での発生はないが，海外旅行中に犬に咬まれ帰国後に発症したケース（輸入感染事例）が1970年にネパールからの帰国者で1例，2006年にフィリピンからの帰国者で2例ある

狂犬病は地域によって発生メカニズムが違う

●**都市型**…開発途上の中南米，アフリカ，アジア地域

　市街に野良犬も多く，飼い犬もワクチン接種率が低いため"犬"が狂犬病発生の原因となっています。このような発生タイプを「都市型」といいます。

●**森林型**…先進しているヨーロッパ，北米地域

　人の生活圏の野良犬は保護され，飼い犬はワクチン接種により管理されているので，犬が原因となる感染はあまり問題となりません。キツネやコウモリなどの野生動物に狂犬病ウイルスが存在することから，飼い犬や猫が外歩きをして野生動物から狂犬病ウイルスをもらってしまうことで発生します。このように"野生動物"が狂犬病の発生の原因となるタイプを「森林型」といいます。

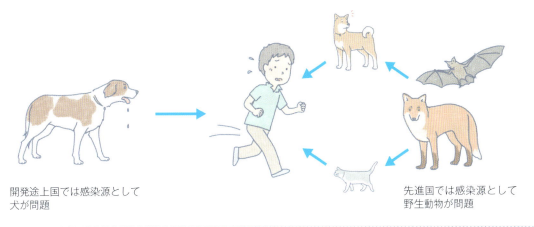

開発途上国では感染源として犬が問題

先進国では感染源として野生動物が問題

　どのような症状になるのですか

　発症すると，ほぼ100％死亡する恐ろしい感染症です。感染から発症までの潜伏期間は非常に長く（1週間〜1年以上，平均1カ月），犬では多くの場合，情緒不安定，攻撃性が高まるなど異常な興奮状態を示し，最後には死亡します。

　人も発熱や不安感，麻痺や幻覚，水や風を怖がる（恐水・恐風症状），異常な興奮などを示し，やはり最後には死亡します。

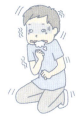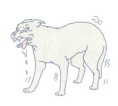

犬に咬まれたのですが狂犬病はうつりますか

現在の日本には狂犬病ウイルスがないため，感染することはないと考えてよいですが，その咬んだ犬の過去の履歴，特にワクチン接種歴，海外への渡航歴は必ず確認します。その犬がワクチン接種済みであれば大丈夫です。ワクチンを接種していない，もしくは不明，海外へ行っていた，という心配な要素があれば，獣医師や保健所とよく相談してください。

咬んだ犬が狂犬病ワクチン未接種の場合には，その犬の飼い主が動物病院に犬を連れて行き，狂犬病に感染していないことを証明するための狂犬病鑑定（2週間以上の観察：感染していればその間に症状が出てくる）を行い，同時に保健所に報告をします。鑑定後，感染が確認されなかった場合は，最後に狂犬病ワクチン接種を行う必要があります。

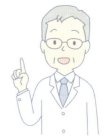

Q 治療法はあるのですか

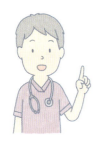

A 人では「暴露後免疫（ばくろごめんえき）」という，感染するような機会があった後にワクチン接種をすることで助かる治療法があり，米国では動物病院従事者が一番多く受けていると言われています。発症前であれば大変に有効な治療法です。しかし，犬や猫で狂犬病が疑われた場合には，法律により治療は行いません。つまり，被害を拡大しないためにその動物は隔離・殺処分されます。

万が一日本で狂犬病が発生した場合には狂犬病予防法にもとづき，その区域に住む犬はすべて口輪をし，係留（けいりゅう）（チェーンなどでどこかにつなぎとめる）するなど，感染拡大防止のための厳重な対応をとることが定められています。

Q 予防はできるのですか

犬や猫では，ほかの動物との接触を断つこと，例えば室内飼育は感染防止になります。外歩きをする犬や猫は狂犬病ワクチンを接種することで予防ができます。※日本では犬への狂犬病ワクチンの接種が法律で義務付けられています（後述）。

人では，海外旅行の際にはむやみに動物に近づかないことが重要です。予防接種もできますので，医療機関の無いような地域に行く場合には，事前にワクチン接種することも検討してください（詳しくは厚生労働省のホームページを参照，または医療機関に相談してください）。

犬を飼っている人の義務

狂犬病は名前のとおり大変恐ろしい感染症です。日本でふたたび発生が起こることが無いよう，犬の飼い主は狂犬病予防法という法律により以下のことを守るよう義務付けられています。

１．犬を飼ったら市区町村に登録すること
【生後91日以上の犬を迎えるとき】犬を飼いはじめた日から30日以内
【生後90日以内の犬を迎えるとき】犬が生後90日を経過した日から30日以内
に狂犬病予防接種を済ませて登録しなければなりません（予防接種については動物病院，登録方法については，市区町村のホームページを参照または問い合わせのこと）。登録をすると「鑑札」というプレートがもらえます。

●登録の理由

犬がどの地域に何頭いるのか？ をわかるようにするためです。万が一狂犬病が日本に入って来た際に，感染の拡大を防ぐことにつながります。

２．狂犬病予防注射を毎年接種すること
毎年4〜6月が狂犬病の予防接種期間に定められており（2017年時点），1年に1回，狂犬病ワクチンを接種しなければなりません。地域で行われる集団注射か，動物病院で接種ができます。注射をすると「注射済票」がもらえます（動物病院で接種した場合には「注射証明書」がもらえるので，それを市区町村に届け出て「注射済票」をもらう場合もあります）。

●注射の理由

万が一日本に狂犬病が入ってきた場合に，大切な飼い犬が狂犬病に感染することを防ぐだけでなく，人が感染してしまうことも防ぐことにつながります。

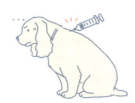

接種する場所を違う部位にすれば，狂犬病ワクチンと混合ワクチンなどのほかのワクチンは同時に接種することもできます（ワクチン同士を混合して接種してはいけません）。
しかし同時に接種すると，万が一ワクチンアレルギーなどが起こった場合に，どちらのワクチンが原因となったかが判断できないというリスクがあるので同時接種はできるだけ避けるべきです

３．犬に「鑑札」と「注射済票」を付けること
きちんと登録し，予防注射を受けている犬であることを証明するために，鑑札と注射済票は犬の首輪などにつけておかなければなりません。

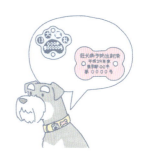

> 日本に狂犬病が入ってくる確率は低いともいわれており，注射の必要性について意見が分かれるところでもありますが，現時点では法律により飼い主の義務と定められています（守らない場合には罰則を科せられる場合があります）。これは万が一狂犬病が国内に入ってきた場合に，ワクチン未接種の犬が多いと感染の拡大を止めることが難しくなるためです。また，世の中は動物が好きな人ばかりではありません。ルールを守らないで動物を飼う人がいると，嫌悪感を抱く人もいるでしょう。社会の中で動物との暮らしをより良いものにしていくためには，飼い主は社会のルールを守り責任をもった行動をしなければなりません。

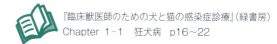

『臨床獣医師のための犬と猫の感染症診療』（緑書房）
Chapter 1-1　狂犬病　p16〜22

Part I　犬の感染症

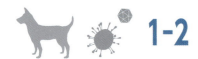

犬ジステンパー

原因　犬ジステンパーウイルスというウイルスによる感染症

症状　症状がない〜重篤(じゅうとく)な症状までさまざま。
ワクチンを打っていない子犬でかかると特に危険

予防　ワクチンで予防できる

特徴　世界中で発生。近年は犬以外の動物での発生も多い（ライオン，サル，ハクビシン，タヌキ，アナグマ，トラ，フェレットなど）

Q 犬ジステンパーの原因とは

A　犬ジステンパーウイルスというウイルスが感染することによって起こります。犬ジステンパーウイルスは，麻疹(はしか)や牛疫(ぎゅうえき)などと同じ仲間のウイルスです。

Q どのような動物に感染しますか

A　犬をはじめとしたイヌ科動物，ネコ科動だけでなくイノシシ，サルにも感染します。近年ではライオン，ハクビシン，タヌキ，アナグマ，イタチ，キツネ，トラ，フェレットなどでも報告があります。

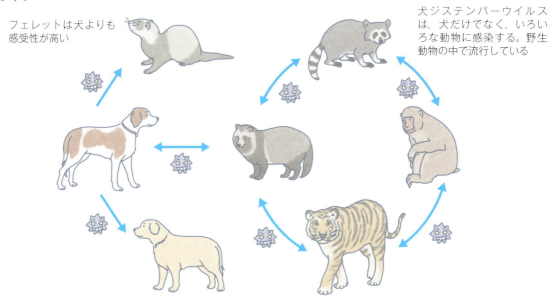

フェレットは犬よりも感受性が高い

犬ジステンパーウイルスは，犬だけでなく，いろいろな動物に感染する。野生動物の中で流行している

感染動物の鼻水やくしゃみ，糞(ふん)などによりウイルスがばらまかれ，ウイルスは空気中を漂う。
そのウイルスをほかの動物が吸い込み感染する（空気感染）

どのように感染するのですか

感染した動物の鼻水やくしゃみ，糞などによりウイルスがばらまかれ，空気中に漂います。そのウイルスを吸い込むことで感染します（空気感染）。非常に感染力が強いので注意が必要です。

このウイルスが，ある動物のグループでいちど流行すると，生き残った動物達はこのウイルスに抵抗する力をもちます。そのため，この動物たちのあいだではしばらく流行が起こりませんが，感染を経験していない動物が増えたときに，ふたたび流行します。

 どのような症状になるのですか

 症状がない場合から，重篤な症状までさまざまです。特徴的な症状として，感染してから数日後に発熱し，その後1度は熱が下がりますが，数日経つとふたたび熱が上がる発熱（二峰性発熱）や，肉球や鼻の角質化がすすみ硬くなってしまう，いわゆる「ハードパッド」という症状がみられる場合もあります。

また，食欲が落ちる，鼻水やくしゃみ，目の赤みや目やに，下痢，お腹に発疹がみられることがあります。

さらに犬ジステンパーウイルスが脳に侵入すると，体が震えたり，麻痺などを起こすことがあります（ジステンパー脳炎）。このような症状が出ると死んでしまったり，生き延びたとしても後遺症が残ることがあります。

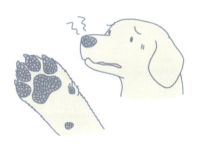

肉球や鼻の角質化がすすみ硬くなる（ハードパッド）

 どうしたら感染したかわかるのですか

 まず，ワクチンを接種しているかを確認し，発熱などの症状から推測します。しかし非常にいろいろな症状がみられるので，確定するためには血液検査などを行い，ほかの病気の可能性を除外していきます。

それでこの感染症が疑われるのであれば，口や目などの粘膜のぬぐい液や糞を採取し，ウイルスがいないかを検査します（遺伝子検査や抗原検査）。血液で調べることもあります（抗体検査）。

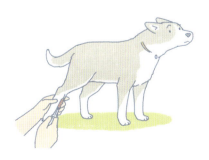

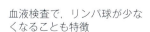
血液検査で，リンパ球が少なくなることも特徴

Part Ⅰ　犬の感染症

　どうしたら治せるのですか

　残念ながらウイルスに直接効果のある薬はありません。よって，それぞれの症状を軽減する治療（対症療法※）を行います。

　また，ウイルスが脳に侵入してしまった場合には，治療のかいもなく死んでしまったり，麻痺などの後遺症が残ることもあります。

　いったん回復したようにみえても，しばらくして神経症状がみられて死亡することがあります。

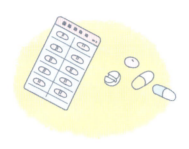
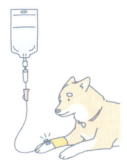

※対症療法として，呼吸器の症状に対し去痰薬，気管支を拡張する薬，下痢や嘔吐には下痢止めや吐き気止め，整腸剤，点滴などを行う。
　また，二次感染予防のために抗菌薬を使う

犬が感染してしまったら気をつけるべきこと

　治療をして見た目には回復しているようにみえても，犬ジステンパーウイルスは感染してから半年以上，体の中に住みついているので，糞の中にはウイルスがずっと出続けていることがあります。そのため，感染した犬の体液や糞などは，ほかの犬と接触しないよう慎重に処理しなければなりません。

　環境中にばらまかれたウイルスへの対策には消毒と乾燥が有効です。

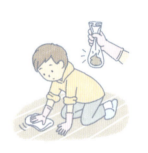

　予防はできるのですか

　ワクチンで予防ができます。また，野生動物のあいだで感染が流行しているので，野生動物と接触しないように注意してください。

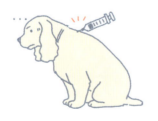

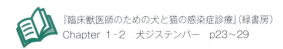
『臨床獣医師のための犬と猫の感染症診療』(緑書房)
Chapter 1-2　犬ジステンパー　p23～29

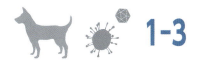 1-3

犬伝染性肝炎

原因 犬アデノウイルス1というウイルスによる感染症

症状 元気が無くなる、発熱、リンパ節の腫れ、肝臓が悪くなる、突然死など症状はさまざま。回復に向かう時期に「ブルーアイ」という目が青っぽくみえる症状がみられることがある

予防 ワクチンで予防できる

特徴 効力の高い良いワクチンがあるので、ワクチン接種率の高い地域では発生はまれ

Q 犬伝染性肝炎の原因とは

A 犬アデノウイルス1というウイルスが感染することによって起こります。

Q どのように感染するのですか

A 感染した犬の尿、糞、唾液などに含まれるウイルスが、直接または汚染した器物を介して間接的に、口や鼻の粘膜から入ることで感染し、血液を介して全身にウイルスが広がります。

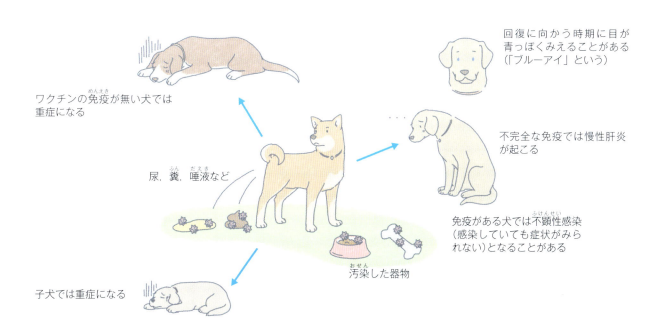

Part Ⅰ　犬の感染症

どのような症状になるのですか

さまざまな症状がみられますが，ワクチン接種を忘れるなどして免疫の有効期限が切れている犬では比較的急激な症状がみられることが多く，また，若齢の子犬ほど重症になる傾向があります。

●非常に急激な症状：甚急性型
元気が無くなる，発熱，嘔吐や下痢，腹痛，さらには突然死など劇的な症状がみられます。症状の似ている中毒やパルボウイルス感染症と区別がつきません。

●急激な症状：急性型
発熱，白血球数の減少，扁桃腺炎，首のリンパ節の腫れ，腹痛，肝臓が障害される，血が止まりにくいなどの症状がみられます。

●そのほかの症状
まれではありますが，中枢神経が障害されることで脳炎を起こし，方向感覚が無くなる，突然倒れる，寝てばかりいるなどの症状がみられることもあります。

また，回復に向かう時期に「ブルーアイ」という目が青っぽくみえる症状を認める場合があり，これは犬伝染性肝炎の特徴的な症状のひとつです。

> 致死率は10〜30%と低くはありませんが，近年はワクチンの普及，獣医療の進歩，飼育環境の変化，飼い主の犬の健康に対する意識の向上により，犬伝染性肝炎はほとんどみかけない感染症となりました。

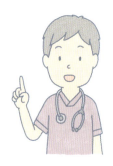

どうしたら感染したかわかるのですか

まず，ワクチンの接種歴を確認します。ワクチンが未接種，または幼少期のワクチン接種以降何年間も未接種で免疫の有効期限が切れていると思われる犬で，この感染症を疑う症状がみられた場合に感染の可能性を考えます。

確定するためには血液検査や画像検査などを行い，ほかの病気の可能性を除外します。そうしてこの感染症の可能性が高いのであれば，口の中のぬぐい液，尿，血液などを採取し，そこからウイルスが検出されるかを検査機関で調べてもらうことで確定します。

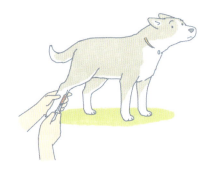

Q どうしたら治せるのですか

A 残念ながらウイルスに直接効果のある薬はありません。また，子犬の場合は重篤（じゅうとく）な状態になり，経過が早く，時に治療のかいもなく死んでしまうことがあります。

しかし早期に適切な治療がなされた場合は，回復も見込めます。具体的には，症状の軽減を目的とした対症療法（たいしょうりょうほう）として，肝炎に対する治療（輸液・輸血，肝機能改善薬，胃腸薬などの投与）や，脳炎を防止するために血液中のアンモニア濃度を下げる治療（浣腸（かんちょう）による腸内の洗浄など）が行われます。

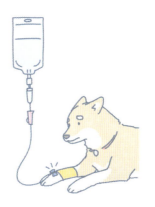

感染すると長いあいだウイルスが排出される

感染から回復した後も，しばらくのあいだ（長ければ1年ほど）ウイルスが尿の中に排出されることがあります。ウイルスキャリアと呼ばれ，ほかの犬にうつす原因（感染源）となってしまうため注意が必要です。

環境中のウイルスを殺すには

アデノウイルスは動物の体の外（環境中）でも比較的しぶとく生きていて，室温では数週間感染することができます。しかし，高温下では生きることができません。そのため食器やトイレなどの消毒として熱湯をかけるのは効果的です。できればウイルスに有効な陽イオン界面活性剤（かいめんかっせいざい）（逆性石けん（ぎゃくせい））であるベンザルコニウム塩化物やベンゼトニウム塩化物，さらに強力な市販の塩素系漂白剤を希釈したもの（ブリーチやハイターを水でおよそ30倍にうすめたものをつくり，それに浸した新聞紙などを消毒したい場所にかぶせて10分以上放置）などを消毒剤として使うのが良いでしょう。

Q 予防はできるのですか

A 犬アデノウイルス2が入っている混合ワクチンを接種することで予防ができます。

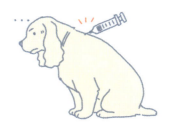

犬伝染性肝炎（いぬでんせんせいかんえん）の原因ウイルスは犬アデノウイルス1ですが，犬アデノウイルス2のワクチンで予防することができます

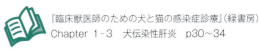

『臨床獣医師のための犬と猫の感染症診療』（緑書房）
Chapter 1-3 犬伝染性肝炎 p30～34

Part I 犬の感染症

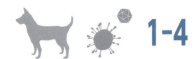

1-4
犬伝染性喉頭気管炎

原因 犬アデノウイルス2というウイルスによる呼吸器の感染症

症状 犬アデノウイルス2だけの感染は全身感染を起こさないので症状は比較的軽い。ほかのウイルスや細菌が一緒に感染すると症状は重くなる

予防 ワクチンで予防できる

特徴 いろんな犬が出入りする環境でよくみられ，中でも子犬やストレスがかかった犬で発症する

Q 犬伝染性喉頭気管炎の原因とは

A 犬アデノウイルス2というウイルスが感染することによって起こります。犬伝染性肝炎を起こす犬アデノウイルス1とよく似ているウイルスです。犬アデノウイルス2は呼吸器に限定した症状を起こし，肝炎は起こしません。一方，犬アデノウイルス1の方は全身に広がりさまざまな症状を起こし，呼吸器病もみられます。これが犬アデノウイルス1と2の大きく違う点です。

Q どのような動物に感染しますか

A この感染症は犬でみられます。

Q どのように感染するのですか

A 感染した犬の鼻水や咳など呼吸器からの分泌物や，糞などの排泄物に含まれるウイルスが鼻や口から侵入し，呼吸器粘膜に感染します。

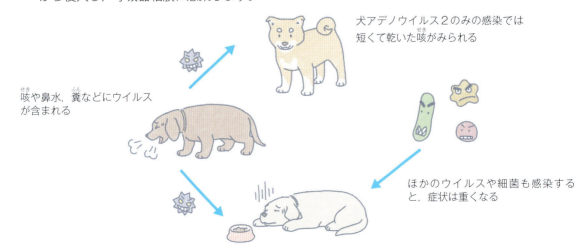

Q どのような症状になるのですか

A 犬アデノウイルス2のみの感染であれば，呼吸器症状は軽く，おもに痰がからまない「短くて乾いた咳」がみられます。

しかし多くの場合は，ほかのウイルスや細菌も一緒に感染していて，元気や食欲が無い，発熱などの症状をともないます。また痰のからんだ咳，鼻水がみられるなど症状が重度の場合には肺炎を起こし，死亡することもあります。

ケンネルコフ

鼻や喉，気管などの呼吸器の感染症は，多くの場合いろいろなウイルスや細菌が一緒に感染していて「これが原因菌です！」と決めるのは難しいことから，個々には原因となった病原体が違ったとしても，臨床的には『ケンネルコフ』という総称でひとまとめに診断されることが多いです。

ケンネル＝犬舎，コフ＝咳という意味があり，これからもわかるように，たくさんの犬が頻繁に出入りして一緒に暮らしているような環境，例えば野犬保護施設などで発生し続けます。

ケンネルコフにかかわることが多い病原体

●犬アデノウイルス2
●犬パラインフルエンザウイルス5
●気管支敗血症菌(ボルデテラ菌)

Q どうしたら感染したかわかるのですか

A 先に解説したように，呼吸器の感染症ではいろいろな病原体が混合して同時に感染しているケースが多いことから，原因となった病原体をすべて確定することは難しいです。短くて乾いた咳など疑われる呼吸器症状のある犬で，ほかの犬と接触する機会があり，ワクチンが未接種，または幼少期のワクチン接種以降何年間も未接種で免疫の有効期限が切れていると思われるのであれば，仮診断して治療方針を決めていきます。

「そうはいっても，実際に仮診断するのは難しいのでは…？」と思われるかもしれませんが，最も感染しやすいのは免疫力が未熟で弱く，ほかの犬と一緒にいる機会が多いために(繁殖施設やペットショップなど)ストレスで免疫力の低下している子犬なので，そのような犬の年齢や飼育環境などの情報が有力な手がかりとなります。逆に言えば，ほかの犬と接触が少なく安心して生活している家庭内飼育犬にはこの感染症は起こりにくいと言えます。そのため，軽症の段階での仮診断であればそれほど難しくありません。ですが重症化すると複雑な病態になるため，時に血液検査，レントゲン検査などで詳しく調べる必要があります。

さらに詳しく調べたいときには，鼻や口からのぬぐい液を検査機関に提出して，犬アデノウイルス2が感染していないかどうか，また，そのほかのウイルス(犬パラインフルエンザウイルスなど)や細菌(気管支敗血症菌やマイコプラズマなど)も一緒に感染していないかどうかを調べることもあります。

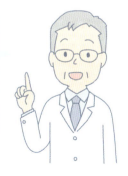

Part I　犬の感染症

Q どうしたら治せるのですか

A　軽症であれば栄養状態や環境（温度，湿度，ストレスへの配慮）が適切であれば，たいていの場合は治療しなくても自然に治ります。

　咳がひどい場合には，咳止めや，気管支拡張薬（炎症で腫れて空気の通り道が細くなった気管支を広げる薬）を使います。また，症状が重くほかの細菌が感染していることが疑われる場合や，肺炎予防を目的として抗菌薬を処方することがあります。そのほか，ネブライザーという吸入器による治療を行うこともあります。

Q 予防はできるのですか

A

5種混合ワクチンまたは3種混合ワクチン

　日本では5種混合ワクチン接種による予防が主流です。5種の中に犬伝染性喉頭気管炎の予防効果が含まれています。しかし，100％予防できるものではなく，発症してしまったときに症状を軽減することを期待するものです。また，5種の中には重症となることがある怖い感染症"犬ジステンパーやパルボウイルス感染症，犬伝染性肝炎"の予防効果もあるため，混合ワクチンの接種は犬の健康を考える上で非常に大きな役割があるといえるでしょう。

　5種または3種のワクチンのどちらを選択するかは，カバーできる感染症の種類や効果が続く期間などを考え，ニーズにあったものを選ぶようにします。

　最近では，おもに子犬に用いる，鼻に滴下する点鼻ワクチン（犬アデノウイルス2，犬パラインフルエンザウイルス，気管支敗血症菌の混合ワクチン）も登場しました。

飼育環境を整える

　ワクチン接種だけではなく，環境を整えることも重要です。いろいろな犬が一緒に生活するような環境では感染が起こりやすいため注意が必要です。特に子犬やストレスがかかった犬などで発症しやすいことから，日頃から犬の様子をよく観察し，体調管理をきちんと行うようにします。1頭で飼っているのであれば，体調のすぐれない時やワクチンの効果が得られる前にドッグランやパピー教室など，ほかの犬と接触するような場所※に連れて行かないなどの配慮が必要です。

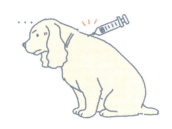

※動物病院もほかの犬がいる場所ですが，具合が悪いとき，心配ごとがあるときには動物病院へすぐに連れていくべきです。このとき，動物病院で感染症をもらってしまうということを避けるためにも，ほかの犬にむやみに近づかない・触らない，キャリーケースで待機するなど，待合室でのマナーを守りましょう（詳しくは『臨床獣医師のための犬と猫の感染症診療』（緑書房）Capter11 感染予防 p377～380を参照）。

 『臨床獣医師のための犬と猫の感染症診療』（緑書房）
Chapter 1-4　犬伝染性喉頭気管炎　p35～39

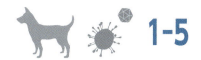

犬パルボウイルス感染症

- **原因** 犬パルボウイルスというウイルスによる感染症
- **症状** 発熱，嘔吐や出血性の下痢，白血球の減少など
- **予防** 予防には有効性の高いワクチンがある。消毒は煮沸や塩素系の消毒薬で行う
- **特徴** 免疫の無い子犬では重篤になり死亡することが多い

Q 犬パルボウイルス感染症の原因とは

A 犬パルボウイルスというウイルスが感染することによって起こります。すべての年齢の犬で感染は起こりますが，特に1歳以下の子犬で下痢や嘔吐などの典型的な症状が出ることが多いです。

Q どのように感染するのですか

A 感染した犬の糞などの排泄物や，それに汚染された食器やケージなどの表面にウイルスが付着しています。それらのウイルスが口から入ったり，鼻から吸い込んでしまうことで感染します。

体に入ったウイルスは喉の奥で一度増殖してから血液に乗って全身をまわり，小腸まで到達すると，そこで増えていきます。このとき，腸の粘膜が広範に深く壊されてしまうので出血性の下痢がみられるのです。

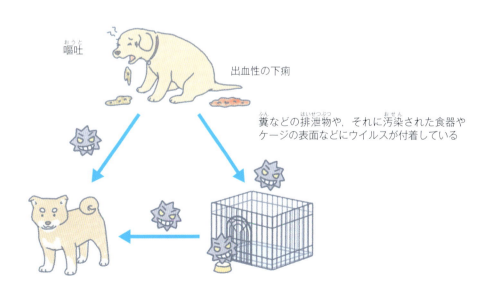

Part I 犬の感染症

Q どのような症状になるのですか

A　出血性の下痢のほか，嘔吐，発熱や脱水がみられます。また，血液を検査してみると，白血球の数が少なくなっています。腸の粘膜が壊されてしまうため，そこから腸内細菌が侵入すると，その細菌が出す毒素によってショック状態となり(エンドトキシンショックといいます)死亡してしまうことがあります。犬パルボウイルスの感染が直接の原因で犬が死亡するのではなく，壊された腸粘膜に後から侵入する細菌の悪さによって死亡します。したがって，治療しだいでは病気から回復させることも可能です。

Q どうしたら感染したかわかるのですか

A　まず，ワクチンを打っているかどうかを確認します。ワクチンを接種している場合には，感染の可能性は低いかもしれません。ただし，子犬では母犬から母乳を介して受けた抗体(移行抗体)の影響でワクチンの免疫がきちんとつくられていない場合があるので注意が必要です。

次に，嘔吐や下痢，発熱などの特徴的な症状があるかを確認します。その上で，血液検査で白血球の数が少なくなっていれば，パルボウイルス感染症と暫定的に診断されます。

より確実に診断するためには，糞や血液のいずれかの中にウイルスが出て来ていることを確認します。この検査は病院内で診断キットを用いて行うか，または検査機関に依頼します。

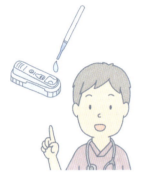

院内の検査には糞を材料として使う

Q どうしたら治せるのですか

A　パルボウイルス感染症は特に子犬では重篤となるので時に入院が必要です。感染が疑われた段階ですぐに治療を開始する必要がありますが，同時に，感染力がとても強いため，ほかの動物にうつさないように隔離が必要となります。

ウイルスそのものに効く薬は無いため，症状に対して治療が行われます(対症療法)。具体的には胃腸薬，乳酸菌製剤などの整腸剤，食事療法(消化の良いフード)などがあり，脱水があれば点滴，抗菌薬で細菌の二次感染を予防する，また必要があれば輸血を実施します。輸血には犬パルボウイルスに対する免疫をもっている供血犬※の血液が適しています。さらに免疫を強化するための薬(インターフェロン)を使うこともあります。

大体の目安ですが，症状が出てから5日間，看護と治療を続けて生き長らえれば回復が期待できます。

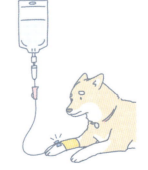

※　供血犬…血を提供してくれる犬のこと。ドナーともいう

予防はできるのですか

ワクチン接種で血液中に抗体をつくることが有効です。ただし，適切な時期に決められたワクチン接種計画に従ってワクチンを接種していなければ効果が得られないため，予防接種の時期については動物病院に相談すると良いでしょう。致死率が高い感染症ですのでワクチン接種は不可欠です。

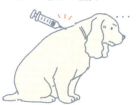
ワクチン接種が重要

犬パルボウイルスは環境中で何カ月も生き続ける

犬パルボウイルスは感染した犬の排泄物中に排出されますが，非常に丈夫なウイルスで，感染力をもったまま何カ月間も存在しています。アルコールなどの通常の消毒薬では死なないため，汚染された場所は塩素系の消毒薬でしっかりと消毒する必要があります。

環境中のウイルスを殺すには

ノロウイルスの対策で使われる方法と同じで，吐物や下痢便で汚染したところに新聞紙やペーパータオルをかぶせ，その上から30倍に水道水で希釈した家庭用の塩素系漂白剤（ブリーチやハイターなど）をかけて1時間ほど放置します。糞や嘔吐物などの有機物が無ければ，10分ほどの短時間で死滅するといわれています。

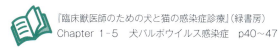
『臨床獣医師のための犬と猫の感染症診療』（緑書房）
Chapter 1-5 犬パルボウイルス感染症 p40～47

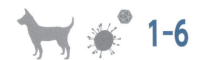

犬コロナウイルス感染症

原因 犬コロナウイルスというウイルスによる感染症

症状 突然の嘔吐や水っぽい（水様性の）下痢

予防 感染予防ではなく症状の軽減を目的としたワクチンがあるが，接種は推奨されない

特徴 基本的に1週間ほどで症状は回復する

Q 犬コロナウイルス感染症の原因とは

A 犬コロナウイルスというウイルスが感染することによって起こります。子犬から老犬まで，すべての年齢の犬で感染がみられます。

Q どのように感染するのですか

A 感染した犬の排泄物や，それに汚染された食器やケージの表面などにウイルスが付着していますが，そのウイルスが口や鼻から入り，消化管を下って小腸の粘膜に感染します。

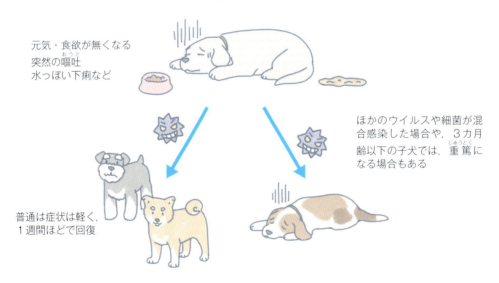

感染する機会は多いのですか

日本の犬の約半数はすでにウイルスに感染したことがあると推定されており，特に1歳以下の子犬でみられる下痢の原因の半数は犬コロナウイルスといわれています。感染は短い時間で広がりやすく，1頭が感染すると，同居している犬はほとんどが感染してしまいます。

Q どのような症状になるのですか

A 突然に嘔吐し，水っぽい（水様性）下痢がみられたり，元気・食欲が無くなることがあります。下痢が激しいと脱水します。パルボウイルスなどほかのウイルスや細菌の混合感染が無ければ，通常は1週間ほどで症状は収まります。

症状は比較的軽度で予後も良好です。しかし，3カ月齢以下の子犬では，重篤になる場合もあるので注意が必要です。また，犬パルボウイルスが一緒に感染した場合には命にかかわるほど非常に危険な状態になることがあります。

Q どうしたら感染したかわかるのですか

A 検査機関で糞を検査すると診断できますが，下痢や脱水に対して治療をしているうちに症状は回復していくので，検査をしない場合の方が多いかもしれません。

症状が長引いたり悪化するようであれば，犬パルボウイルスなど，ほかのウイルスや細菌も同時に感染している可能性があるので，それらも一緒に確かめるための検査がすすめられます。

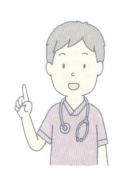

Q どうしたら治せるのですか

A ウイルスに効果的な治療薬が無いため，下痢などの症状に対して治療が行われます（対症療法）。具体的には，胃腸薬，乳酸菌や消化酵素などの整腸剤の投与，食事療法（消化に良いフードを与える）などを行います。二次感染があれば抗菌薬，脱水があれば輸液なども必要になることがあります。

Q 予防はできるのですか

A ワクチンもありますが，予防というより，かかったとしても症状が軽くて済むようにという目的で接種されます。また一度かかったとしても，得られる免疫が弱く長続きしないので，くり返し感染するようです。

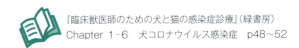

『臨床獣医師のための犬と猫の感染症診療』（緑書房）
Chapter 1-6　犬コロナウイルス感染症　p48〜52

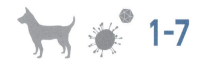

犬パラインフルエンザウイルス感染症

原因 犬パラインフルエンザウイルス5というウイルスによる感染症

症状 ほとんどは無症状から軽度の呼吸器病。ほかの細菌やウイルスが一緒に感染すると，発熱や咳などがみられる

予防 ワクチンがあるが，注射型のワクチンの効果は限られる

特徴 犬の呼吸器感染症をケンネルコフと呼ぶが，その原因の1つ

Q 犬パラインフルエンザウイルス感染症の原因とは

A 犬パラインフルエンザウイルス5というウイルスが感染することによって起こります。

Q どのように感染するのですか

A 感染した犬のくしゃみや咳などでウイルスが飛び散り，近くにいる犬がそれを吸い込み，ウイルスが鼻や喉などの呼吸器の粘膜に感染します。呼吸器での感染にとどまり，ウイルスが血液に乗って全身をめぐる全身感染になることはほとんどありません。

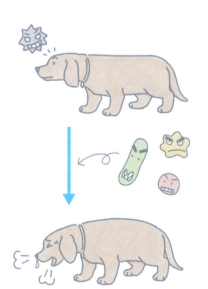

犬パラインフルエンザウイルス単独の感染では，症状は軽度かほとんどみられない

ほかの細菌やウイルスの混合感染があると，咳や鼻水などの症状が出てくる

Q どのような症状になるのですか

A ほかの細菌やウイルスの感染が助長されることで，咳や鼻水などの症状が出てきます。

犬パラインフルエンザウイルスの単独感染では，症状は軽度か，ほとんどみられません。犬パラインフルエンザウイルスが感染した結果，気道の粘膜細胞が破壊されて，破壊された場所からほかの細菌やウイルスも侵入して感染し症状が出るケースがほとんどです。臨床的には「ケンネルコフ」と診断される呼吸器病です（ケンネルコフについては1-4 犬伝染性喉頭気管炎 p21 も参照）。

Q どうしたら感染したかわかるのですか

A 犬パラインフルエンザウイルス自体は感染しても強い症状は出ませんが，鼻水や咳などの症状が出ていて調べる必要がある場合は，その鼻水や喉の中をぬぐった液をとって検査することで，感染しているかを調べることができます。

検査では犬パラインフルエンザウイルスだけを調べるのではなく，犬アデノウイルス2，犬ジステンパーウイルス，気管支敗血症菌など，ほかの呼吸器感染性のウイルスや細菌も一緒に検査します。

Q どうしたら治せるのですか

A 症状が軽い場合には自然に治りますが，ほかの病原体も混合感染すると鼻水や咳などの症状がひどくなり，抗菌薬などの治療が必要になります。

Q 予防はできるのですか

A ほかのウイルス感染症（犬ジステンパーウイルス，犬パルボウイルス，犬伝染性肝炎など）も一緒に予防できる注射型の5種混合ワクチンがあり，それを接種すれば予防効果が期待できます。しかし，その効果は限定的です。

最近，国内で開発された鼻腔内滴下型混合ワクチン（3種混合：犬パラインフルエンザウイルス5，犬アデノウイルス2，気管支敗血症菌）はケンネルコフの主要な病原体に対し，気道の粘膜面で免疫を獲得するためのワクチンです。免疫の持続する期間は短いものの，即効性があり，感染の危険が迫っている場合などには有用です。

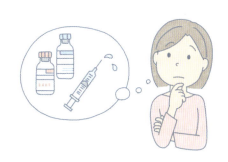

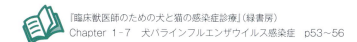

『臨床獣医師のための犬と猫の感染症診療』（緑書房）
Chapter 1-7　犬パラインフルエンザウイルス感染症　p53〜56

Part I 犬の感染症

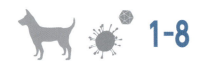

重症熱性血小板減少症候群(SFTS)

原因 重症熱性血小板減少症候群(SFTS)ウイルスというウイルスによる感染症

症状 発熱，食欲が無くなる，白血球減少，血小板減少，肝酵素上昇など。ただし，犬での発症は2017年に初めて報告されたため，まだ詳しいことはわかっていない

予防 ワクチンはまだ開発されていないため，マダニに咬まれないようにすることで予防する

特徴 人にも感染する，人と動物の共通感染症。マダニがSFTSウイルスを媒介している

Q 重症熱性血小板減少症候群(SFTS)の原因とは

A 重症熱性血小板減少症候群(SFTS)ウイルスというウイルスが感染することによって起こります。

Q どのように感染するのですか

A SFTSは日本，中国，韓国で患者発生が確認されており，犬はおもにマダニという種類のダニに咬まれることで感染すると考えられています。

SFTSウイルスに感染しているマダニに刺咬されたシカやアライグマなどの野生動物は，SFTSに感染します。野生動物にはマダニがたくさん寄生するので，まだSFTSウイルスをもっていないマダニたちも，その感染した野生動物を吸血することで感染してしまいます。そうして，SFTSウイルスをもったマダニが大量に増えていくと考えられます。

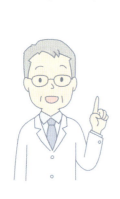

SFTSウイルスに感染したマダニが吸血するのは野生動物に限りません。ウシなどの家畜，犬や猫などのペット，さらには人を吸血することがあるため，マダニに咬まれたペットや人がSFTSウイルスに感染することがあります。

30

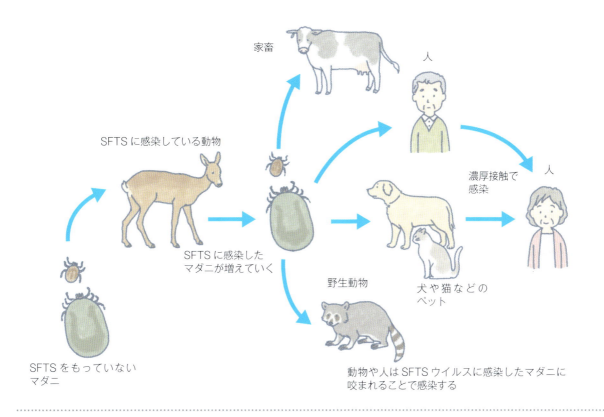

どのような症状になるのですか

2017年に初めて報告された犬では，食欲が無くなる，発熱，白血球の減少，血小板の減少，肝酵素の上昇がみられました。これらの症状は人の症状とよく似ています。

2018年の年末時点で4頭の犬の発症と，1頭の死亡が報告されています。しかし，犬の多くは症状が出ないと考えられています。

どうしたら感染したかわかるのですか

犬の症例数が少ないため，明確な診断基準がありません。しかし，これまでの報告から，マダニに咬まれた可能性があり，発熱，白血球減少症，血小板減少症，食欲が無くなるなどの症状が認められ，入院の必要があるほど重症で，さらにほかのマダニの関与する感染症や，症状の類似する病気が否定された場合に，SFTSが疑われます。

血液，口や肛門をぬぐった液を専門の検査機関へ送り，特殊な検査をすることで診断します。

どうしたら治せるのですか

現時点では，犬のSFTSに対して治療法はありません。点滴などの対症療法（それぞれの症状に対する治療）を行います。

SFTSは人にも感染し，たいへん致死率の高い感染症です。そのため人へ感染を広げないためにも，感染した動物は隔離し入院させる必要があります。このとき治療にあたる獣医師や看護師は手袋，マスク，ゴーグル，ガウンを着るなどして完全防護します。また，感染動物の排泄物にはウイルスがたくさん含まれている可能性があるので，慎重に処理しなければなりません。

Part Ⅰ 犬の感染症

  予防はできるのですか

  現在のところワクチンはありません。そのため，現状ではウイルスを媒介するマダニに咬まれないようにするため，マダニのいる草むらや畑などに犬が立ち入らないようにすること，各種マダニ駆除薬で予防することが，SFTSウイルスの感染を防ぐのに最も効果的です。

マダニ駆除薬の投与

犬用の各種マダニ駆除薬が販売されていますので，定期的な投薬を心掛けます（1年を通した予防が理想的です）。これは犬を守るだけでなく，飼い主をはじめ，動物病院で働く獣医師や動物看護師，トリマーなど，特に動物と接する人をSFTSの感染から守ることにつながります。

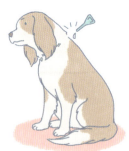

ブラッシングとマダニの除去

マダニは犬の体についても，すぐには咬みつかず，しばらくは体表を歩き回っています。そのため，散歩後のブラッシングもマダニを除去するのに有効です。

マダニがすでに咬みついている場合，強固にくっついていて取ることは困難です。マダニはさまざまな感染症をもっているため，素手で触ることは大変危険です。マダニをみつけたら，まずは動物病院に相談しましょう。

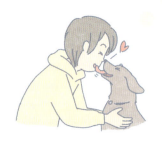

犬から人にうつる可能性があることが明らかになってきた

2017年に初めて犬でSFTSが報告されました。その飼い主も似たような症状で人の病院に通院しており，SFTSだったということが判明しています。その飼い主はマダニに咬まれていないこと，ペットである感染犬との濃厚な接触があったこと，発症時期が感染犬と同じであることなどから，総合的に判断して「犬から人」への感染経路により感染したと考えられています。

人のSFTS予防については猫のパート「6-8 重症熱性血小板減少症候群（SFTS）」p117を参考にしてください。

人での症状と人同士での感染について

人では発熱，食欲が無くなる，吐き気，嘔吐，下痢，腹痛などの消化器症状が出現します。そのほか頭痛，筋肉痛や，意識障害，けいれんなどの神経症状，リンパ節の腫れなどがみられます。血液検査では血小板の減少，白血球の減少，肝酵素の上昇が確認されます。

日本では2019年1月30日時点で，患者332名の報告のうち65名が死亡しています。致死率は約20％（5人に1人が亡くなる割合）であり，非常に怖い感染症といえます。中でも，高齢者では重症化しやすい傾向にあります。

なお，中国・韓国ではSFTSの患者と濃厚に接触した患者家族，医師などが感染したという報告があり，人から人への感染の危険性もあることに注意が必要です。

 『臨床獣医師のための犬と猫の感染症診療』（緑書房）
Chapter 1-8　重症熱性血小板減少症候群（SFTS）　p57～65

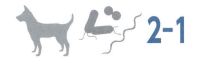 2-1

ブルセラ病

原因	ブルセラ・カニスという細菌による感染症
症状	雌犬の不妊，死産，流早産。雄犬も感染するが，はっきりした症状はみられない
予防	ワクチンはなく，予防できない。感染した犬は，不妊手術を受けたり，繁殖を避ける必要がある
特徴	人にも感染する，人と動物の共通感染症

Q ブルセラ病の原因とは

A　犬における感染では，そのほとんどがブルセラ・カニスという細菌が感染することによって起こります。

Q どのように感染するのですか

A　犬はおもに交尾で感染します。そのほか口や粘膜から菌が入ったり，感染している犬の胎盤や尿を触ってしまったりすることで感染することもあります。

　この細菌は生殖器（子宮，卵巣，腟，精巣，前立腺など）で多く増えるという特徴があります。よって妊娠犬が感染した場合，お産や流産で排出された胎盤や体液に多くの菌が含まれるので，同居犬がそれらに触ってしまうと感染する原因となります。ブルセラ・カニスは人にも感染しますので，犬のお産を手伝う際に人が感染犬の胎盤や体液を素手で触ってしまうと感染する可能性があることから，気をつけなければなりません。

　母犬が感染している場合，その乳にも菌が含まれるため，生まれて来た子犬がそれを飲むことでも感染します。また，感染犬の尿にも菌が含まれるため，その処理には注意が必要です。まれではありますが，菌を保有するほかの動物から感染することもあります。

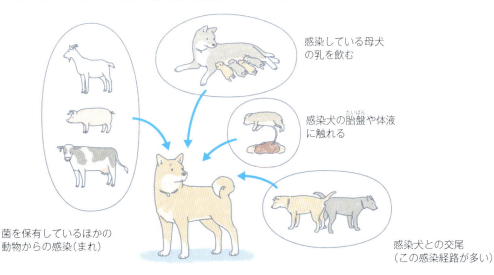

感染している母犬の乳を飲む

感染犬の胎盤や体液に触れる

菌を保有しているほかの動物からの感染（まれ）

感染犬との交尾（この感染経路が多い）

Part I　犬の感染症

　どのような症状になるのですか

　雌犬ではおもに不妊，死産，流早産がみられます。雄犬は感染していても症状があまりみられませんが，精液の中にはたくさん菌が増えているため，気がつかないうちに感染を広げる感染源となっていることがあります。

　どうしたら感染したかわかるのですか

　血液を採って検査機関に送り，抗体があるかを調べます。一定量以上の抗体があると，感染していると考えられます。

ウシやヤギ，ブタなどの家畜でブルセラ病が発生した場合には，法律により治療は行わず殺処分することが決められています。犬ではそのような法律はありませんが，人への感染の危険性や，新しく生まれてくる子犬への感染を防ぐためにも，感染が確認された犬は治療し，繁殖はさせないようにするべきです。

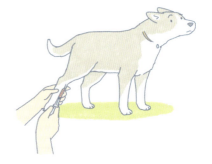

　どうしたら治せるのですか

　治療は，抗菌薬を使います。抗菌薬は長いあいだ飲ませる必要がありますが，治療しても治らないこともあり，再発も多い感染症です。
　ブルセラ菌は生殖器に多くみられるため，避妊や去勢手術をすることで感染源を取り除くことも有効と考えられます。

　予防はできるのですか

　ワクチンはありません。新しい犬を迎えいれるときや，犬の繁殖を考えているときなどに血液検査を行い，感染していないことを確認するのが望ましいです。感染犬との接触や交配は避けるようにします。

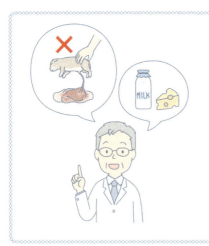

ブルセラ菌が人にうつるとどうなるのですか

　人は犬がもっているブルセラ・カニスをはじめ，ウシ，ヤギ，ブタなどの動物がもつブルセラ菌に感染することがあります。感染している動物の流産子や胎盤，血液を触ったりすること，加熱殺菌の不十分な牛乳やチーズを食べることなど，さまざまな経路で感染します。
　人が感染すると，倦怠感，発熱などのインフルエンザのような症状がみられます。重要な人と動物の共通感染症として，診断した医療機関は，行政に届け出ることが法律で決められています。

　『臨床獣医師のための犬と猫の感染症診療』（緑書房）
Chapter 2-1　ブルセラ病　p68〜72

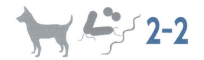

パスツレラ症

- **原因** パスツレラという細菌による感染症
- **症状** 犬や猫では症状はみられない（健常な犬や猫がパスツレラ菌を口の中や爪に保菌している）
- **予防** 常在菌のため予防はできない
- **特徴** 人にも感染する，人と動物の共通感染症

Q パスツレラ症の原因とは

A パスツレラという細菌が感染することによって起こります。犬や猫では口の中や爪に常在している細菌で（常在菌といい，多くの健康な犬や猫に存在しています），症状はみられません。ウシ，ヒツジ，ヤギ，ニワトリ，ブタなどの家畜やウサギでは，感染すると症状が重くなることから，注意が必要な感染症とされています。

また，動物から人にも感染する，人と動物の共通感染症です。

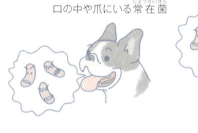
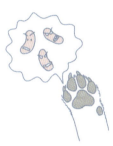

口の中や爪にいる常在菌

Q どのように感染するのですか

A 犬や猫など動物は，口や気道から菌が入ることで感染すると考えられています。

人は，犬や猫に咬まれたり，ひっかかれたりすること，キスをするなどの過剰なスキンシップにより直接的に感染します。また，犬や猫に自らの箸で人の食事を与えたりすることなどの物を介した間接的な感染もあります。

人が感染するケース

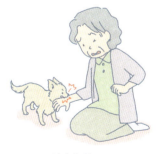
咬まれる

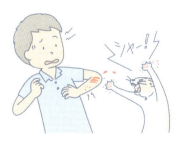
ひっかかれる

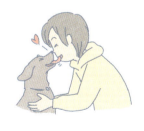
キスなどの過剰なスキンシップ

Part Ⅰ 犬の感染症

Q どのような症状になるのですか

A　犬や猫では症状はみられません。

人が感染した場合には，犬や猫に咬まれた，もしくはひっかかれた傷口が腫れたり，膿んだり，痛むことがあります。高齢者や免疫が低下している人，糖尿病の人などは，肺炎や気管支炎などの呼吸器疾患，骨髄炎，敗血症（感染症によりさまざまな臓器の機能が不全状態になること）など重篤な症状となり，死亡することもあります。

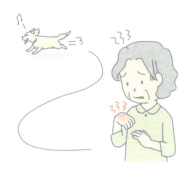

Q どうしたら感染したかわかるのですか

A　犬や猫では，常在している細菌なので，細菌をもっているかどうかを調べても意味がありません。ただしパスツレラ菌による何らかの病態が疑われる場合には，検査機関に細菌培養検査を依頼することで調べることが可能です。

人では，疑わしい症状がみられ，感染するような機会（動物に咬まれた，ひっかかれたなど）が思い当たる場合は医師に相談し，調べる必要があります。傷口などから出てくる膿にパスツレラ菌がいるかどうかを調べます。

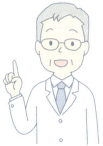

Q どうしたら治せるのですか

A　犬や猫で治療を行う場合には，抗菌薬を使います。
人の治療も同様です。

Q 予防はできるのですか

A　パスツレラ菌は犬や猫では常在菌であるため，予防することは難しく，意義もありません。

人が感染しないようにするには，犬や猫に咬まれたり，ひっかかれたりしないように注意することです。ひっかかれても傷を負わないよう，犬や猫の爪切りをすること，口の中のパスツレラ菌の増殖を抑えるために歯垢・歯石予防の口腔ケアや歯石除去処置などを行うなどの日頃のケアも重要です。また，キスをするなどの過剰なスキンシップや，犬や猫に自らの箸で食事を与えたり食器を共有したりすることなどは避けるべきです。

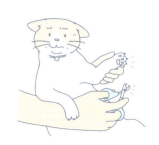

『臨床獣医師のための犬と猫の感染症診療』（緑書房）
Chapter 2-2　パスツレラ症　p73～75

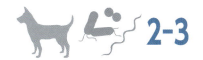 2-3

レプトスピラ症

原因 レプトスピラという細菌による感染症

症状 黄疸（おうだん），元気・食欲が落ちる，発熱，嘔吐（おうと），腎臓の障害などがみられる。重篤（じゅうとく）な場合，死亡することがある

予防 ワクチンはあるが，完全には予防できない。ネズミとの接触に注意する

特徴 人にも感染する，人と動物の共通感染症

Q レプトスピラ症の原因とは

A レプトスピラという細菌が感染することによって起こります。

Q どのように感染するのですか

A ネズミなどの野生動物がレプトスピラをもっています。そのような野生動物の尿の中にはレプトスピラが排菌（はいきん）されていて，その尿に汚染（おせん）された土や水に犬が触れてしまうと，皮膚や粘膜を通して感染します。また，菌を口にしてしまい感染することもあります。

感染後，レプトスピラ菌は犬の肝臓や腎臓で増えていきます。

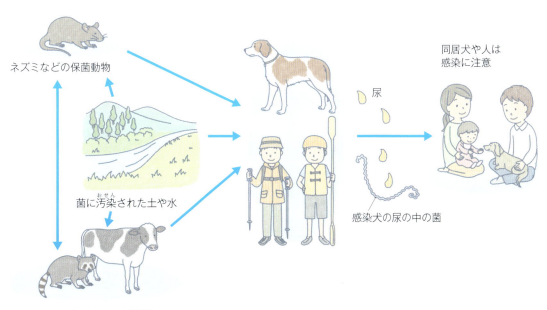

レプトスピラ感染に注意が必要なケース

● **感染した野生動物がいるような場所へ立ち入る**

菌を保有したネズミなどの野生動物がいるような野山で暮らしている，またはキャンプなどに犬を一緒に連れて行くことがある場合には感染する可能性があります。特にレプトスピラ菌は湿ったところで増えるので，感染が発生している地域では，水田や池，沼，水溜まりや湿地などに犬が入らないよう，また人も素足で入らないよう注意が必要です。

● **同居犬が感染している**

感染している犬の尿の中にはレプトスピラ菌が長期にわたり排菌されています。その尿に同居犬や人が直接触ってしまうと感染してしまうため，注意しなければなりません。

どのような症状になるのですか

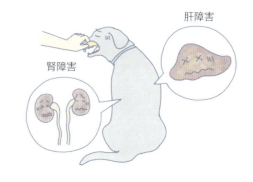

多くは感染しても症状がみられません。症状がみられる場合には，黄疸（目や口の中が黄色く染まる），元気が無くなる，食欲が落ちる，発熱，嘔吐など，さまざまな症状がみられます。また，腎臓の機能が悪くなることで尿量が増えること，または逆に尿が出なくなってしまうことがあります。重度の場合では腎不全や肝不全などの多臓器不全（複数の臓器の機能が悪くなること）が起こり，死亡することがあります。

どうしたら感染したかわかるのですか

黄疸などの症状，血液検査で肝臓や腎臓の値が悪くなっていること，レントゲンや超音波検査で腎臓が大きいなどの急性腎不全を疑う異常がみられたときにレプトスピラ症を疑います。

さらに血液や尿を採取し検査機関で調べてもらうことで，レプトスピラに感染しているかを調べることができます。

どうしたら治せるのですか

特定の抗菌薬による治療が行われます。また，点滴などの治療が必要となるので，発症した場合は入院しなければならないケースがほとんどです。

治療によって回復した場合にも，腎臓のはたらきが悪くなっていることがあるので，その後も定期的に病院で検査をする必要があります。

回復した犬の"尿"に注意！

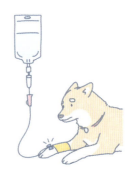

レプトスピラ症から回復した犬の尿の中には，しばらくのあいだ（中には生涯！）レプトスピラ菌が排菌されているため，それが感染源となり同居犬や人に感染しないように注意しなければなりません。感染した動物と感染していない動物は別の部屋で飼う，尿の処理をするときは手袋をするなど感染を防ぐ対策が必要です。

予防はできるのですか

ワクチンがあります。レプトスピラ症は秋に発生が多いため，山などネズミがいるような場所へ行く予定がある犬は，ワクチンを春の終わり頃(梅雨の前)までに接種することが推奨されます。

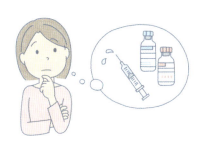

ただし，レプトスピラのワクチンは効果が続く期間が短く，またレプトスピラの含まれる混合ワクチン(ほかの感染症も何種類か同時に予防するワクチン)は，副反応といってワクチンを接種した後に顔が腫れる，血圧が下がるなどの問題がみられることがあるので注意が必要です。

このようなことをふまえて，ワクチン接種の必要性やタイミングなどは動物病院でよく相談すると良いでしょう。

人のレプトスピラ症

レプトスピラ症はワイル病，秋疫とも呼ばれる，人にも感染する人と動物の共通感染症です。人では，発熱，悪寒，頭痛，筋肉痛などのインフルエンザに似たカゼのような症状や，腹痛，目の充血，黄疸や腎炎，出血しやすくなるなど，さまざまな症状がみられます。

もし何か症状があり，「山へ行ったときに池や沼で遊んだ」，「飼っている犬がレプトスピラに感染した」など思い当たることがあれば，必ず医療機関にその旨を伝えて相談しましょう。

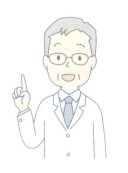

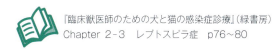

『臨床獣医師のための犬と猫の感染症診療』(緑書房)
Chapter 2-3　レプトスピラ症　p76〜80

ジアルジア症

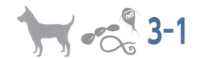

- **原因** ジアルジアという寄生虫による感染症
- **症状** 無症状の場合もあるが，水っぽい(水様性の)下痢を起こす
- **予防** 感染動物は早期発見し治療する。飼育環境をキレイに保つ
- **特徴** 人にも感染する，人と動物の共通感染症

Q ジアルジア症の原因とは

A ジアルジアという寄生虫が感染することによって起こります。

Q どのように感染するのですか

A ジアルジアは犬の消化管に寄生して増殖した後に糞の中に出てきますが，感染していない犬がその糞を口にしてしまうことで感染します。

また，感染動物の糞で汚染されたもの(ケージや壁，ぬけ落ちた毛，飲料水，人の手など)も感染源となることがあります。

子犬が感染している場合が多いので，特に子犬の糞には注意が必要です。

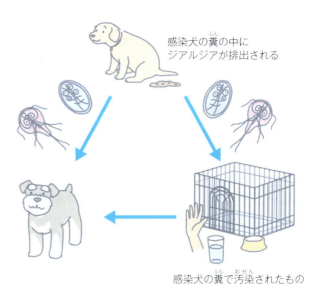

Q どのような症状になるのですか

A 成犬では症状がみられないことが多いです。子犬では症状が出やすく，下痢がみられますが，水っぽい(水様性の)下痢となることもあります。

食欲が落ちたり腸で栄養分が上手く吸収できないため，体重が減ってしまう犬もいます。

Q どうしたら感染したかわかるのですか

A 犬の糞を採取して，顕微鏡で観察します。糞が新鮮なうちに顕微鏡でみると，ジアルジア（栄養型という形態をしている場合）がヒラヒラと舞うように動いている様子が観察できます。

また，採取した糞を検査機関に送り，調べてもらうことでも診断できます。

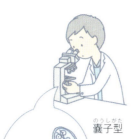
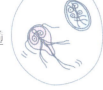

嚢子型
栄養型

栄養型がみられるのは下痢が最もひどいときで，下痢が改善し糞が固まってくると栄養型はみられなくなり，代わりに嚢子型がみられる

Q どうしたら治せるのですか

A 駆虫薬を使います。1度の治療で完全に駆虫することは難しいため，投薬スケジュールについては再検査の結果や動物の状態をみながら計画していきます。

Q 予防はできるのですか

A 予防薬はありません。早期発見し，治療することで感染が広がるのを防ぎます。感染犬の糞の中に寄生虫がいるため，感染犬は部屋を分けるなどして，ほかの犬が感染犬の糞に接触しないようにすることが予防になります。

糞の中にいる寄生虫は数週間〜数カ月生きています。そのため，糞は速やかに処理し，糞がついて汚染した壁や床などは掃除して（可能であれば熱湯消毒および十分な乾燥を行う）衛生的な環境を保つようにしましょう。

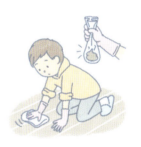

ジアルジアは人にも感染する

ジアルジアにはさまざまな系統がいて，犬と人が共通して感染するものもいます。人に感染する系統のジアルジアが犬からみつかった報告は少ないですが，人と動物の共通感染症であるということを意識し，感染犬の下痢便の処理や汚染されたものの洗浄をする際には手袋をするなどして十分注意する必要があります。

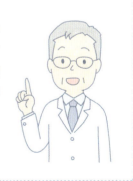

『臨床獣医師のための犬と猫の感染症診療』（緑書房）
Chapter 3-1　ジアルジア症　p82〜86

Part I　犬の感染症

コクシジウム症

原因　シストイソスポーラという寄生虫による感染症
症状　下痢を起こす。子犬や健康状態の悪い犬では重症化することがある
予防　感染犬を早期発見し，その糞を適切に処理する
特徴　感染犬の糞と汚染された器物(環境)が感染源

Q コクシジウム症の原因とは
A　コクシジウムという寄生虫の仲間のうち，特にシストイソスポーラという寄生虫によって起こる感染症をコクシジウム症と呼んでいます。

Q どのように感染するのですか
A　シストイソスポーラは感染した動物の糞の中に「オーシスト」という卵のような形をして潜んでいます。その糞を感染していない犬が口にしてしまったり，オーシストに汚染された器物を舐めたりすることで感染します。また，感染しているネズミなどを捕食することでも感染する場合があります。

糞の中のオーシストは出てきた直後には感染力がありませんが，そのまま1～2日間放置すると感染力をもったオーシストに発育します。そのため，犬の糞は速やかに処理することが望ましいです。

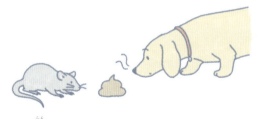

糞の中のオーシストは1～2日で感染力をもつ

Q どのような症状になるのですか
A　シストイソスポーラは犬の腸管に寄生するため，下痢がみられます。下痢の状態は泥状から水っぽいものまでさまざまで，時に粘液が混じることや血便となることもあります。

子犬や健康状態の悪い犬では重症化することがあるため注意が必要です。

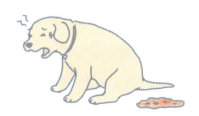

Q どうしたら感染したかわかるのですか

A 犬の糞を採取して，顕微鏡で観察します。「オーシスト」という卵のような形をした寄生虫が観察されます。ただし，症状が最もひどいときにはオーシストが観察されないことがあるので注意が必要です。下痢の原因が特定できず対症療法(下痢など症状を改善するための治療)を行っているうちにみつかることもあります。

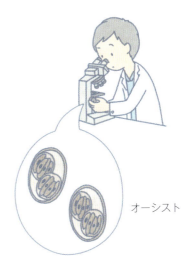

オーシスト

Q どうしたら治せるのですか

A 駆虫薬の投与と，動物の状態にあわせて対症療法を行います。

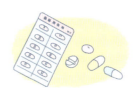

Q 予防はできるのですか

A 予防薬はありません。感染した犬の糞が感染源となるため，感染犬をみつけることと，その犬の糞の処理を徹底することが予防につながります。

　感染犬の糞の中にいる「オーシスト」には消毒薬などが効かないため，糞で汚染された器物の消毒には熱湯消毒を行います。また多頭飼いでは，感染がまん延するのを防ぐために，糞の中のオーシストがいなくなるまで感染犬を隔離するなどの対策をします。

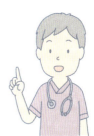

『臨床獣医師のための犬と猫の感染症診療』(緑書房)
Chapter 3-2　コクシジウム症／クリプトスポリジウム症　p87〜91

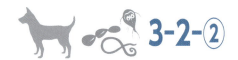

クリプトスポリジウム症

原因 クリプトスポリジウム・キャニス，クリプトスポリジウム・パルバムという寄生虫による感染症

症状 犬での症状について詳しいことはわかっていない

予防 感染犬を早期発見し，その糞を適切に処理する

特徴 クリプトスポリジウム・パルバムは人やウシにも感染する，人と動物の共通感染症

Q クリプトスポリジウム症の原因とは

A 犬ではクリプトスポリジウム・キャニス，クリプトスポリジウム・パルバムという寄生虫の感染により起こります（日本では犬からクリプトスポリジウム・パルバムが検出されたという報告はないですが，世界では報告されています）。

Q どのように感染するのですか

A クリプトスポリジウムは感染した動物の糞の中に「オーシスト」という形態で潜んでいます。糞中のオーシストは排出直後から感染力をもっているので，その糞を感染していない犬が口にしてしまったり，オーシストに汚染された器物を舐めたりすることで感染すると考えられています。

また，クリプトスポリジウムの感染経路としてオーシストに汚染された"飲料水"が感染源となることもあります。

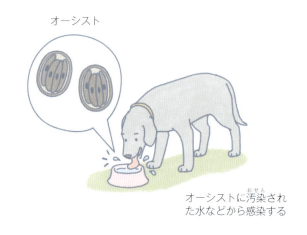

オーシストに汚染された水などから感染する

Q どのような症状になるのですか

A 下痢がみられることもありますが，症状のない場合もあります。犬での症状についてはまだ詳しいことがわかっていません。

人で問題となっているクリプトスポリジウム症

クリプトスポリジウム・パルバムという種類はおもに人やウシで感染がみられます。発生件数自体はあまり多くないですが、ひとたび汚染された水道水や食べ物が原因の感染が発生すると、大規模な被害が出ることが特徴です。日本では1994年に神奈川県平塚市の雑居ビルで460人、1996年には埼玉県入間郡越生町で汚染された水道水が原因の集団感染が発生し、8,800人の感染者がでました。

症状は、1日に数回程度の軽度の下痢から、1日に何十回もみられる激しい下痢までさまざまです。エイズなど免疫不全の人が感染すると、治りにくく死亡することもある重度の下痢を起こします。現在のところ、有効な治療薬はありません。

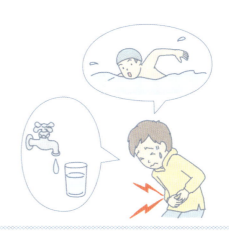

Q どうしたら感染したかわかるのですか

A 犬の糞を採取して、クリプトスポリジウムが検出されるかを調べます。「オーシスト」という形態の寄生虫が糞の中に出てきていますが、その大きさは非常に小さいため顕微鏡でみつけることが難しいです。そのため、検査機関に依頼し、特殊な染色や遺伝子の解析を行います。

Q どうしたら治せるのですか

A 現在のところ有効な治療薬はありません。下痢などの症状の程度にあわせて対症療法を行いながら、自然に治るのを待ちます。通常は1～2週間程度で自然治癒するようです。

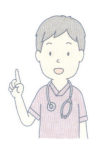

Q 予防はできるのですか

A 予防薬はありません。感染した犬の糞が感染源となるため、感染犬をみつけることと、その犬の糞の処理を徹底することが予防につながります。感染犬の糞の中には「オーシスト」が大量にいます。オーシストは消毒薬などが効かないため、汚染された器物の消毒には熱湯消毒などを行います。多頭飼いでは、感染がまん延するのを防ぐため、糞の中のオーシストがいなくなるまで感染犬を隔離するなどの対策をします。

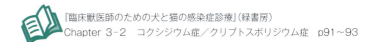

Part I　犬の感染症

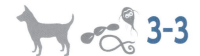 3-3

ネオスポラ症

原因　ネオスポラ・キャニナムという寄生虫による感染症

症状　通常は無症状。子犬では神経や筋肉の炎症で後ろ足の麻痺などがみられることがある

予防　犬がウシの生肉や胎盤を食べる機会をつくらない

特徴　犬への感染の過程で「ウシ」も関係する。
症状が出た犬や，治療が遅れた場合には予後が悪い

Q ネオスポラ症の原因とは

A ネオスポラ・キャニナムという寄生虫が感染することによって起こります。

Q どのように感染するのですか

A 　ネオスポラは感染した犬の糞の中に「オーシスト」という卵のような形をして潜んでいます。その糞に汚染された飼料をウシが口にしてしまうと，ウシが感染します（このウシは中間宿主といいます）。
　感染したウシが妊娠すると，胎盤を通してネオスポラが胎子にも感染します。感染によって流産するか，出産した場合でも生まれつきネオスポラに感染している子牛が誕生します。このとき，流産した胎子や，出産のときに胎子とともに出てきた胎盤を犬が食べてしまうことで，ネオスポラに感染してしまいます。
　また，犬はウシの生肉を食べることでも感染する可能性があります。

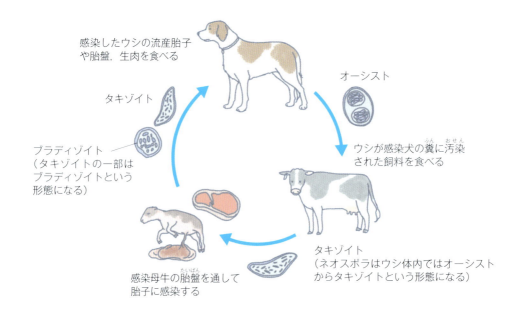

Q どのような症状になるのですか

A　感染した犬から生まれた子犬では，生後6カ月以内に神経や筋肉の炎症により後ろ足の麻痺が起こることがあります。そのほか，心筋炎，皮膚炎，肺炎，肝炎などの炎症や，嚥下（飲み込む動作）が上手くできないなどの症状がみられることがあります。症状がみられた場合，どんどん進行して状態が悪くなっていき，最終的に死亡することがあります。

　成犬では，通常は無症状です。しかし，感染に気がつかずにステロイドなどの免疫抑制薬を使って免疫のはたらきを抑えてしまった場合などに，寄生虫の活動が活性化して脳脊髄炎や心筋炎，肺炎，腹膜炎などを起こすことがあります。

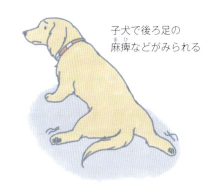
子犬で後ろ足の麻痺などがみられる

Q どうしたら感染したかわかるのですか

A　ネオスポラ症を疑った場合，まずは血液や糞を採って検査可能な機関で調べます。子犬の場合は日に日に症状が悪化していくため，ネオスポラ症と診断がつく前に死亡してしまう場合もあり，診断をつけるのは難しいことが多いようです。実際には，後ろ足の麻痺がみられている犬で，ネオスポラではなくほかの脳脊髄疾患や筋肉疾患などを疑って脳脊髄液や筋肉などの組織の一部を採取して検査を行ってみたところ，偶然ネオスポラがみつかるケースがあり，そのようなときには確定診断できることがあります。

Q どうしたら治せるのですか

A　有効な治療薬はありません。しかし実験レベルでは効果があったという薬剤や抗菌薬もありますので，そのような薬を使って治療をすることがあります。

Q 予防はできるのですか

A　予防薬やワクチンはありません。犬は感染したウシの生肉や胎盤などを食べてしまうことで感染するため，これらを食べる機会をつくらないようにすることが予防になります（牧場犬などは特に注意が必要です）。

　また，感染した子犬を出産した母犬や，血液検査で感染が疑われた雌犬は，交配しないようにすることが推奨されます。

『臨床獣医師のための犬と猫の感染症診療』（緑書房）
Chapter 3-3　ネオスポラ症　p94〜99

Part Ⅰ 犬の感染症

バベシア症

- **原因** バベシアという寄生虫による感染症
- **症状** 貧血，発熱，血尿や黄疸など
- **予防** 犬にマダニがつくのを予防する（定期的な駆除薬の投与）
- **特徴** バベシアをもっているマダニに吸血されることでうつる

Q バベシア症の原因とは

A 東北地方から九州ではバベシア・ギブソニ，沖縄ではバベシア・キャニスという原虫の仲間である寄生虫が感染することによって起こります。

Q どのように感染するのですか

A マダニという種類のダニが病気を媒介しています。マダニは発育するのに動物の血が必要なため，動物の体にくっつき吸血する習性があります。

バベシアに感染しているマダニの唾液の中にはバベシアの虫体が含まれます。そのため，犬が感染したマダニに吸血されると，マダニの唾液とともに虫体が体内に入ってしまうことで感染します。また，バベシアに感染した犬に咬まれることや，バベシアに感染した血を輸血されることでも感染することがあります。

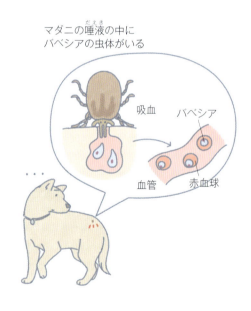

マダニの唾液の中にバベシアの虫体がいる

吸血　バベシア
血管　赤血球

Q どのような症状になるのですか

A バベシアの虫体は，犬の赤血球の中に住みつきます。赤血球の中で分裂をくり返して増えていくのですが，このとき赤血球が壊されてしまうために貧血，黄疸（目や口の中が黄色く染まる），血尿，発熱などの症状が現れます。

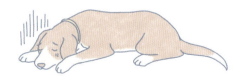

どうしたら感染したかわかるのですか

　元気や食欲が無い，熱っぽいなどの症状のある犬で，「犬にマダニがついていた」，「マダニがよく生息している河川敷，公園などの草むら，野山や牧場のような場所に行った」，「マダニの予防をしていない」という場合に，犬の血を採って顕微鏡で観察し，赤血球に寄生したバベシアがいるかどうかを調べます。ただし寄生している数が少ないとみつからないこともあるため，必要があれば検査機関に血液を送り，詳しく調べてもらいます。

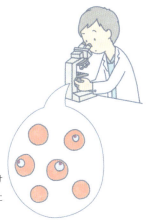

寄生している数が多ければ赤血球に寄生したバベシアがみられる

どうしたら治せるのですか

　バベシアに効果のある抗原虫薬を使います。ただし，一部の薬では下痢，嘔吐や，深刻な場合では神経症状などの副作用があることが知られていますので，慎重に投薬する必要があります。貧血に対しては輸血や輸液などの対症療法を行います。

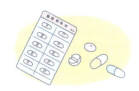

Q 予防はできるのですか

A　バベシア症は，犬にマダニがつくのを防ぐことで予防できます。マダニ駆除薬には，背中に垂らすタイプ，錠剤のタイプなどさまざまな薬剤があります。獣医師と相談し，その薬剤ごとの特徴を比較して合ったものを選択するとよいでしょう。ただし最も重要なことは，薬剤に頼るのではなく，マダニのいる草むらなどにむやみに立ち入らないことです。

　また，草むらに入ってしまった散歩の後などにはマダニをみつけるためにブラッシングを行うことも効果的です。もし犬にマダニがついているのを発見したら，無理矢理取ることはせず，すぐに動物病院に相談しましょう。なぜならマダニはバベシアだけではなく"人に感染する"ほかの病原体をもっている可能性があるため，取るときに素手で潰したりすると大変危険だからです。

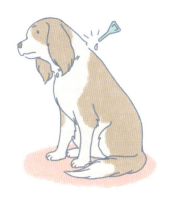

『臨床獣医師のための犬と猫の感染症診療』（緑書房）
Chapter 3-4　バベシア症　p100〜103

Part Ⅰ 犬の感染症

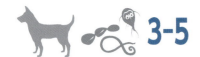
3-5

吸虫症
（きゅうちゅうしょう）

原因 吸虫（きゅうちゅう）という寄生虫による感染症

症状 吸虫にはさまざまな種類がいて，寄生部位，みられる症状もそれぞれ異なる。いずれも無症状の場合が多い

予防 淡水魚や淡水産のカニ，さらにはそれらを食べたイノシシなどの肉を食べることで感染するので，これらを生で食べさせない

特徴 人も，淡水魚や淡水産のカニ，イノシシの生肉などを食べて感染する

Q 吸虫症の原因とは

A 犬に感染する代表的な吸虫には，肝吸虫，横川吸虫，高橋吸虫，宮田吸虫，ウェステルマン肺吸虫，宮崎肺吸虫などがいます。

Q どのように感染するのですか

A 吸虫の種類にもよりますが，多くは犬が淡水魚や淡水産のカニやザリガニ，さらにそれらを食べたネズミやイノシシ肉などを食べることで感染します。

人も，淡水魚や，ジビエ料理として食材に使われるイノシシ肉などを調理せずに生食で食べることで感染します。

吸虫の感染にはいろんな生き物が複雑にかかわっている！

多くの吸虫では，犬，猫，人など（終宿主といいます）に寄生している成虫が卵を産み，その卵は便と一緒に外に排出されます。水辺では，その虫卵やふ化した幼虫がカワニナやマメタニシなどの巻貝（第1中間宿主といいます）に寄生します。

幼虫は巻貝の中で発育していき，成長した幼虫は外（水中）へ出て，次に淡水魚や淡水産のカニ（第2中間宿主といいます）に寄生します。このとき幼虫は膜で被われたような形態（メタセルカリアといいます）となって，魚やカニの筋肉などの組織中に寄生します。

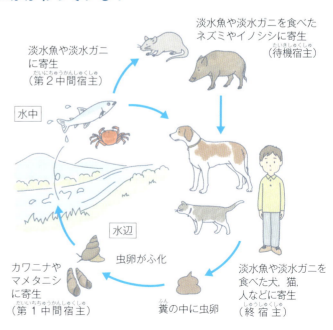

50

犬，猫，人などの終宿主が生の淡水魚や淡水産のカニを食べると，それらの筋肉中に潜んでいる幼虫も一緒に飲み込んでしまうことから感染してしまいます。終宿主の体の中で幼虫は成虫まで発育し，やがて卵を産みます。

また，感染した淡水魚や淡水産のカニを食べたイノシシやネズミ（待機宿主といいます）が幼虫に感染するので，それらを食べることで終宿主が感染することもあります。

このように吸虫は水辺などの自然環境と色々な生き物がかかわって，感染サイクルが維持されています。

Q どのような症状になるのですか

A 無症状の場合が多いですが，時に症状が出ることもあります。ただし吸虫にはさまざまな種類がいるため，みられる症状もそれぞれ異なります。例えば肝吸虫は犬，猫，人などの終宿主の胆管に寄生することから，肝臓や胆管などの機能が悪くなって症状が出ることがあります。横川吸虫，高橋吸虫，宮田吸虫であれば終宿主の小腸に寄生するため，下痢を起こすこともあります。また，肺吸虫は終宿主の肺に寄生するため，咳や血痰，呼吸が苦しくなるなどの症状がみられることがあります。

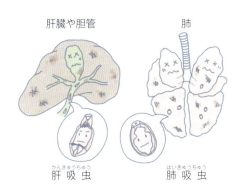

Q どうしたら感染したかわかるのですか

A 糞の中に虫卵がいるかどうかを顕微鏡で確認することが最も重要です。
また，肝吸虫では血液検査や超音波検査，CT 検査で肝臓や胆管などが悪くなっているのが確認できたり，肺吸虫では胸部のレントゲン検査やCT 検査で肺に病変がみられることがあります。

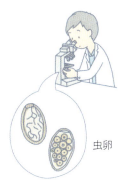

Q どうしたら治せるのですか

A 駆虫薬があるので，投薬により治療を行います。

Q 予防はできるのですか

A 第2中間宿主である淡水魚や淡水産のカニなどを生で食べさせないようにすることが重要です。また，感染した淡水魚や淡水産のカニを食べたイノシシやネズミ（待機宿主といいます）が幼虫に感染していることがあるため，それらの待機宿主も食べてしまうことがないよう注意が必要です。

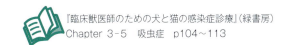
『臨床獣医師のための犬と猫の感染症診療』（緑書房）
Chapter 3-5 吸虫症 p104〜113

瓜実条虫症
(うりざねじょうちゅうしょう)

原因 瓜実条虫という寄生虫による感染症

症状 無症状のことが多いが，重症例では痩せる，嘔吐や下痢などの症状がみられる。子犬では重症化することがある

予防 ノミやハジラミの駆除

特徴 農村部よりも都市部で感染する機会が多い。
犬とともに，人にも感染することのある人と動物の共通感染症

Q 瓜実条虫症の原因とは

A 瓜実条虫という寄生虫によって起こる感染症です。

Q どのように感染するのですか

A 　瓜実条虫の成虫は，その全長は10～70 cmくらいで瓜の種のような形の「片節」と呼ばれるものが連なってできており，犬や猫などの消化管に寄生しています。感染した動物の糞の中に虫卵は認められませんが，この片節が1個1個バラバラにちぎれて出てきたものがみられます。片節は自分で動くことができるため，感染した動物の肛門のまわりでウニョウニョと動いている様子がみられることもあります。

　この片節の中には虫卵の詰まった袋がたくさんあって，これをノミ（あるいはハジラミなど）の幼虫が食べると，その体の中で瓜実条虫の虫卵がふ化して「オンコスフェラ」と呼ばれる幼虫となり，さらに「シスチセルコイド」と呼ばれる幼虫まで成長します。

　犬は，瓜実条虫のシスチセルコイドが寄生したノミを偶然食べることで感染します。

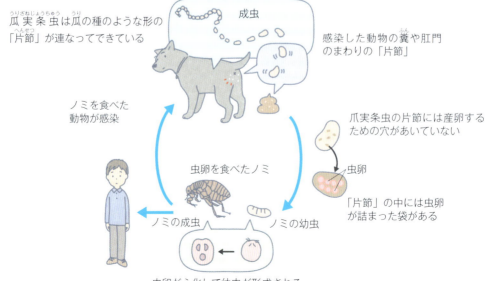

Q どのような症状になるのですか

A 無症状の場合が多いですが，たくさん寄生されると痩せてしまったり，嘔吐や下痢，腸炎を起こすことがあります。また，子犬の場合では重症になり死亡することがあります。

Q どうしたら感染したかわかるのですか

A 基本的には糞の中に虫卵は存在しません。したがって，糞の表面や中または肛門のまわりについている"瓜の種のような形をした片節"を確認することで診断します。片節は活発に動いていたり，乾燥したりすると白いゴマ様になるため，飼い主が気づいて来院することが多いです。

また，犬が肛門のまわりの違和感から，座った姿勢でズリズリとおしりを引きずる様子がみられることもあり，そのことから感染を疑うこともあります（肛門腺が溜まったときも同様の様子がみられることがあるので，鑑別が必要です）。

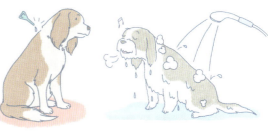
ズリズリとおしりを引きずる

Q どうしたら治せるのですか

A 駆虫薬を使い治療します。

Q 予防はできるのですか

A 感染源であるノミやハジラミの駆除が効果的です。ノミに対して定期的な駆除薬を使うことや，犬がふだん過ごしているケージや寝床を中心に，掃除機をよくかけるなどして掃除します。また，糞はきちんと処理するようにします。

犬の体に糞やノミがついている可能性があるので，ブラッシングやシャンプーなどを行うようにします。

瓜実条虫とマンソン裂頭条虫

瓜実条虫は都市部で多くみられ，マンソン裂頭条虫は農村部で多くみられる傾向にあります。この２種は競合していてお互いの生存に影響を与えること，そしてマンソン裂頭条虫が生存するためには，ケンミジンコやカエル，ヘビといった生物（中間宿主といいます）が必要であるため，それらの生物が農村部に生息していることなどの理由で，発生地域が異なると考えられているのです（マンソン裂頭条虫についてはp54〜55を参照）。

瓜実条虫は人にも感染する

瓜実条虫は人にも感染することがあります。犬に舐められたり，犬と触れ合ったりしているときに犬の体についたノミが誤って口に入るなどして感染します。人での感染について報告は多くないですが，感染例は生後６カ月以下の小児に多く，下痢などの症状がみられるようです。人は感染しても感染源となることはありませんので，人から人へ感染が拡大していくことはありません。

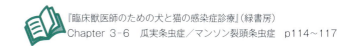
『臨床獣医師のための犬と猫の感染症診療』（緑書房）
Chapter 3-6　瓜実条虫症／マンソン裂頭条虫症　p114〜117

マンソン裂頭条虫症

原因 マンソン裂頭条虫という寄生虫による感染症

症状 食欲が落ちる，または増加する，下痢などがみられることもあるが，無症状の場合が多い

予防 感染の成立にはケンミジンコ，カエル，ヘビ，鳥などの生物が関与するので，川や井戸の水を飲ませない，食事はドッグフードだけを与える

特徴 都心部よりも農村部で感染する機会が多い。人にも感染する，人と動物の共通感染症だが，犬から人へ直接うつることはない

Q マンソン裂頭条虫症の原因とは

A マンソン裂頭条虫という寄生虫によって起こる感染症です。

Q どのように感染するのですか

A マンソン裂頭条虫の成虫は，「片節」というものが連なってできており，長いものだと1〜2mの平たい麺のような形をしています。成虫は犬や猫などの消化管に寄生し虫卵を産みます。そのため，感染した動物の糞の中には，この片節がいくつか連なった成虫の一部や，虫卵がみられます。

犬の体外へ出た虫卵は成熟すると水中でふ化して，コラシジウムという幼虫になります。コラシジウムはケンミジンコ（第1中間宿主といいます）に食べられると，その体の中でプロセルコイドという幼虫に成長します。

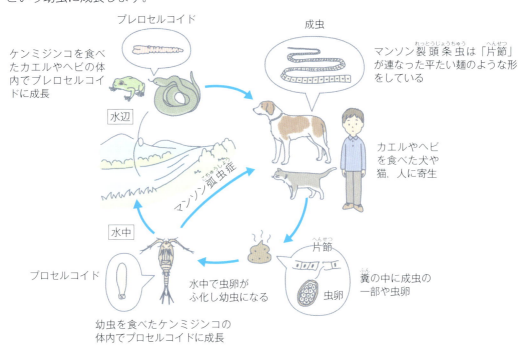

プロセルコイドの寄生したケンミジンコをカエルやヘビ(第2中間宿主，待機宿主といいます)が食べると，それらの体の中でプレロセルコイドという幼虫まで成長します。

マンソン裂頭条虫はこのような生活環(ライフサイクル)を送っているため，犬は「ケンミジンコを含んだ水を飲む」ことで幼虫移行症(マンソン孤虫症)になったり，「カエルやヘビを食べる」ことで成虫に感染します。

Q どのような症状になるのですか

A 無症状のことが多く，症状がみられる場合には食欲が落ちる，または増加する，下痢や腹痛などの症状がみられます。

Q どうしたら感染したかわかるのですか

A 犬の糞を採取して，マンソン裂頭条虫の虫卵が検出されるか顕微鏡で調べます。また，糞の中には成虫のちぎれたもの(片節が連なったもの)がみられることもあります。

犬が肛門のまわりの違和感から座った姿勢でズリズリとおしりを引きずる様子がみられることもあり，そのことから感染を疑うこともあります(肛門腺が溜まったときも同様の様子がみられることがあるので，鑑別が必要です)。

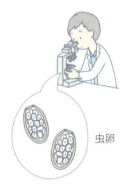
虫卵

Q どうしたら治せるのですか

A 駆虫薬を使い治療します。

Q 予防はできるのですか

A 第1中間宿主のケンミジンコがいる可能性があるため，犬が川や井戸の水を飲まないようにすること，また第2中間宿主，待機宿主であるカエルやヘビなどを食べないようにすることが予防になります。ただし，これらの宿主はカエルやヘビだけでなく，鳥類などさまざまな生物も含まれます。そのため，食事としてドッグフードだけを与えるようにするなど，犬が口にするものを管理するのが望ましいでしょう。

マンソン裂頭条虫は人にも感染する

マンソン裂頭条虫は人にも感染することがあります。犬から人へ直接感染することはなく，人は川や井戸水などケンミジンコが含まれた水を飲むこと，加熱調理が不十分なカエルやヘビなどを食べることで感染します。

マンソン裂頭条虫の幼虫(プレロセルコイド)が体の中を這って移動して，皮下や目のあたりにしこりをつくるマンソン孤虫症という症状がまれではありますが，みられることがあります。

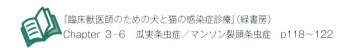
『臨床獣医師のための犬と猫の感染症診療』(緑書房)
Chapter 3-6　瓜実条虫症／マンソン裂頭条虫症　p118～122

Part I 犬の感染症

エキノコックス症

原因 エキノコックスという寄生虫による感染症

症状 犬は無症状。人が感染すると体内で幼虫が大きくなって肝臓などの臓器が障害され，治療しなければ死に至る

予防 犬が野ネズミを食べる機会をつくらないようにする

特徴 犬は野ネズミを食べることで感染する（キツネから直接感染することはない）。人にも感染する，人と動物の共通感染症

Q エキノコックス症の原因とは

A エキノコックスという寄生虫が感染することによって起こります。

エキノコックスは日本では北海道に分布していますが，本州においても過去に北海道で生活していた犬，旅行経験のある犬や野犬での感染が報告されているため，北海道以外でも注意が必要です。

Q どのように感染するのですか

A 犬がエキノコックスの寄生した野ネズミを食べることで感染します。キツネから感染するというイメージがありますが，キツネから犬へ直接感染することはありません。

一般的に寄生虫はほかの生物（宿主）に寄生して生活をしています。成虫が寄生し，卵を産む環境に最適な宿主のことを「終宿主」といいます（エキノコックスの場合はキツネや犬が終宿主です）。一方で，幼虫が寄生する宿主のことを「中間宿主」といいます（エキノコックスの場合は野ネズミが中間宿主です）。エキノコックスは卵 → 幼虫 → 成虫と順番に発育する必要があるため，感染のサイクルを維持するには中間宿主と終宿主の両方が必要です。終宿主から終宿主，中間宿主から中間宿主の経路では感染は成立しません。

人やブタも感染することがありますが，これは犬やキツネなどの終宿主の糞にいる虫卵が"偶然"口の中に入ってしまうことで感染します（人やブタは中間宿主です）。

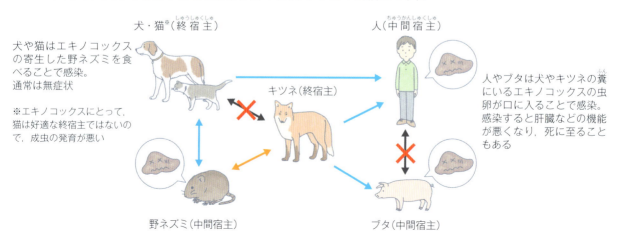

Q どのような症状になるのですか
A 犬は通常，無症状ですが，粘液(ねんえき)を伴う便や下痢となることもあります。

Q どうしたら感染したかわかるのですか
A 犬が感染しているかを調べるには，糞(ふん)を検査します。顕微鏡で糞をみると虫卵や成虫がみられることがあります。感染した直後は糞中に虫卵が排出されないため，検査をするタイミングとしては，感染したと思われる時(犬が野ネズミを食べてしまった時)より4週間経ってから検査をします。

確定診断のためには特殊な検査(抗原(こうげん)検査，遺伝子検査)を大学や検査機関など専門的な施設に依頼します。抗原検査や遺伝子検査では，感染後4週間以内でも感染を検出することが可能です。

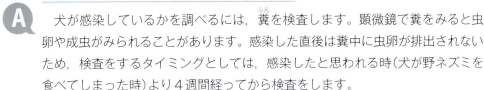
虫卵 成虫

Q どうしたら治せるのですか
A 犬は通常，無症状ですが，エキノコックスと診断されて治療する場合には駆虫薬を使って治療します。駆虫した後の犬の糞(ふん)にはエキノコックスの死んだ成虫(せいちゅう)や，虫卵が大量に排出されます。虫卵は人への感染源となるため，糞は慎重に処理し，糞のついたものは熱湯消毒や焼却を行うなど，細心の注意が必要です。

Q 予防はできるのですか
A 最も重要なのは犬が感染しないように野ネズミを捕食するような機会を与えないようにすることです。また，定期的に犬に駆虫薬を投与して駆虫することも考えられますが，万が一感染していた場合には駆虫後に糞(ふん)の中に通常よりも多くの虫卵が排出されるため，人への感染リスクを考慮する必要があります。

人が感染しないように気をつけるべきこと

人はエキノコックスの虫卵が口に入ることで感染します。感染したキツネや犬の糞(ふん)の中にいる虫卵が，手や食事につくことで口に入ってしまったり，虫卵で汚染された川の水や山菜などを食べることで感染します。人から人へ感染することはありません。虫卵は非常に小さいため肉眼ではみえませんが，手をよく洗い虫卵を洗い流すこと，また虫卵は熱に弱いので水や食べ物，汚染(おせん)した器物を熱湯や加熱消毒することで予防ができます。

人が感染した場合，すぐには症状が現れずに数年の潜伏期(せんぷくき)を経て肝臓の腫大(しゅだい)や腹痛，黄疸(おうだん)，肝機能障害などがみられます。さらに進行すると感染が脳やほかの臓器に転移し，意識障害，けいれん発作，臓器機能障害などを起こすことがあります。治療は寄生虫が感染した部位を外科的に取り除くことです。治療が遅れると，死に至ることがある恐ろしい感染症です。北海道での生活が長い場合や，キツネが近くに生息している場合，北海道で野ネズミを食べた犬を飼っている場合などは，医療機関で検査を受けることが早期発見につながります。詳しくは人の医療機関へ相談してください。

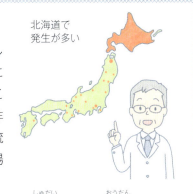
北海道で発生が多い

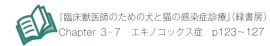
『臨床獣医師のための犬と猫の感染症診療』(緑書房)
Chapter 3-7　エキノコックス症　p123〜127

Part Ⅰ　犬の感染症

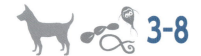 3-8

回虫症
（かいちゅうしょう）

原因　犬回虫（いぬかいちゅう）という寄生虫による感染症

症状　成虫が腸に寄生している場合，嘔吐（おうと）や下痢，発育不良，お腹が張（は）ったり，痩せるなどの症状がみられることがある

予防　定期的な駆虫，糞（ふん）を適切に処理する

特徴　人にも感染する，人と動物の共通感染症（回虫の幼虫移行症（ようちゅういこうしょう），トキソカラ症という）

Q 回虫症（かいちゅうしょう）の原因とは

A　おもに犬回虫（いぬかいちゅう）という寄生虫が感染することによって起こります（犬小回虫（いぬしょうかいちゅう）という回虫により起こることもあります）。

Q どのように感染するのですか

A　感染犬の糞（ふん）にいる虫卵や，回虫（かいちゅう）の幼虫が寄生した加熱が不十分な牛肉，鶏肉，豚肉，およびネズミなどの野生動物を犬が食べてしまうことで感染します。
　また，感染した母犬から，胎盤（たいばん）を介して胎子（たいじ）へ感染することや，母乳を介して子犬へ感染することもあります。

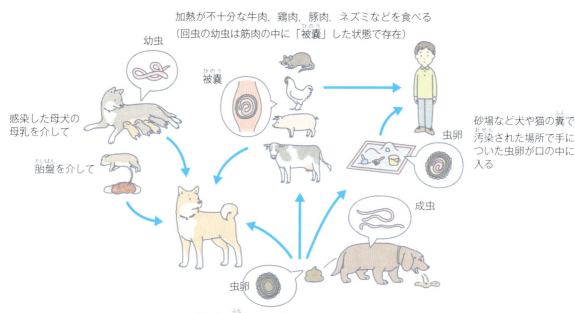

回虫の虫卵の行方

感染犬の腸管に寄生する成虫が産んだ虫卵は，糞とともに外へ排出されます。外へ出たばかりの虫卵は，ほかの動物に感染する力をもっていません。ですが，外界が12℃以上の湿潤な環境であれば，約2～3週間で感染する力をもった虫卵（幼虫形成卵）に発育します。

幼虫形成卵は，犬への感染源となるほか，ウシやニワトリ，ブタなどの動物が口にすると，体内でふ化した幼虫が筋肉へ移動し，膜に包まれるような形で丸まった状態（被囊といいます）で活動を休止します。このような筋肉に被囊した幼虫が潜んでいる肉を犬が口にすることで，感染することもあります。

 Q　どのような症状になるのですか

A　成虫が腸に寄生した場合，嘔吐や下痢，発育不良，お腹が張ったり，痩せるなどの症状がみられることがあります。

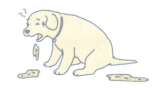

 Q　どうしたら感染したかわかるのですか

A　犬が感染しているかを調べるには，顕微鏡で糞を観察し，虫卵がみられるかどうかを調べます。

子犬で虫卵がみられて，成犬では虫卵がみられない？！

犬では回虫の感染に対して「年齢抵抗性」があるといわれています。これは，子犬の糞では虫卵が観察できて，成犬の糞では虫卵があまりみられない現象をいいます。6カ月齢までの子犬では，感染した回虫の幼虫は腸管で成虫まで成長し卵を産みますが，6カ月齢を過ぎた犬では，幼虫は腸管ではなく筋肉など全身の組織に散らばり，そこで膜に包まれるような形で丸まって（被囊）活動を休止してしまいます。そのため感染しているにもかかわらず糞中に虫卵があまりみられなくなるので，成犬の検査時には注意が必要です。

被囊した幼虫は，宿主の犬が妊娠したり授乳をする際に活動を再開し，胎子や新生子への感染の原因となります。

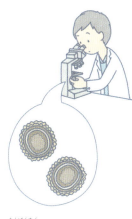

蛋白膜という厚い膜をもった特徴的な虫卵がみられる。猫回虫の虫卵よりやや大きい

 Q　どうしたら治せるのですか

 A　駆虫薬を使って治療します。

Q 予防はできるのですか

A 予防には定期的な駆虫が有効です。フィラリアの予防薬や，ノミ・マダニの予防薬の中には回虫にも効果があるものもあります。動物によって感染リスクも異なりますので，獣医師と相談しながら予防の計画を立てるとよいでしょう。

また，糞の中の虫卵は，排便から2～3週間は感染する力をもっていません。そのため，糞を放置せずにすみやかに処理することも感染拡大の防止につながります。

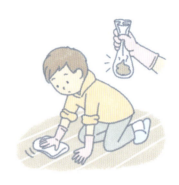

虫卵は寒さや消毒薬には耐性があるけれど，乾燥や高温に弱い

感染犬の糞とともに外へ出てきた虫卵は，寒さや消毒薬には耐性があり，条件が良ければ1年ほど生存することができます。その一方で，乾燥や高温には弱く，50℃以上で3分の条件では，死滅するとの報告もあります。飼育環境をすべて高温で清浄化することは現実的ではありませんが，食器やタオル，トイレなどであれば熱湯に漬けて虫卵を死滅させることができます。

人にも感染する犬回虫症

回虫は人にも感染する人と動物の共通感染症で，「回虫の幼虫移行症」，「トキソカラ症」と呼ばれます。人は，砂場など犬や猫の糞で汚染された場所で手についた虫卵が口の中へ入ったり，幼虫が感染した加熱が不十分な肉（牛肉，豚肉，鶏肉など）を食べることで感染します。無症状のこともありますが，体内で幼虫が肺に寄生すれば咳，肝臓であれば腹部の不快感，目であれば目の痛みや充血などさまざまな症状がみられます。

かつては砂場などで遊ぶ"小児に多い感染症"と考えられてきましたが，最近では，ウシやニワトリの肝臓や筋肉の生食などから感染する"成人に多い感染症"と認識されています。

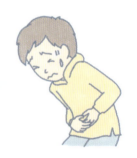

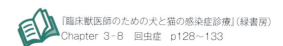

『臨床獣医師のための犬と猫の感染症診療』（緑書房）
Chapter 3-8　回虫症　p128～133

鉤虫症
こうちゅうしょう

- **原因** おもに犬鉤虫（いぬこうちゅう）という寄生虫による感染症
- **症状** 消化管に寄生した鉤虫に吸血されることによる貧血，下痢や粘血便（ねんけつべん）など
- **予防** 感染動物は早期発見し治療する。飼育環境をキレイに保つ
- **特徴** 感染経路は複数あり，皮膚からの感染，口からの感染，母乳や胎盤（たいばん）からの感染，感染した動物を食べることによる感染がある。
人にも感染する，人と動物の共通感染症（皮膚幼虫移行症（ひふようちゅういこうしょう），皮膚爬行症（ひふはこうしょう）という）

Q 鉤虫症（こうちゅうしょう）の原因とは

A 鉤虫症は，おもに犬鉤虫（いぬこうちゅう）という寄生虫が感染することによって起こります。

Q どのように感染するのですか

A 犬鉤虫（いぬこうちゅう）の感染経路は多岐にわたり，皮膚からの感染，口からの感染，母乳や胎盤（たいばん）からの感染，感染した動物（ネズミやゴキブリ）を食べることによる感染があります。

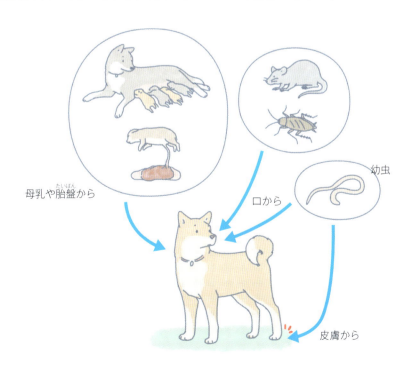

母乳や胎盤（たいばん）から ／ 口から ／ 幼虫 ／ 皮膚から

Part I 犬の感染症

犬の体内で複雑な経路をたどる犬鉤虫（いぬこうちゅう）

　犬鉤虫の幼虫は，犬の体の中で次のような4つのパターンの経路のいずれかで感染し，寄生の最終目的部位である「腸」へ到着します。

①幼虫が口の粘膜や足裏の皮膚を突き破って体内に侵入し，皮膚の下を移動して心臓・肺まで行き，気管を通って喉（のど）の方向へと移動する。喉のところで唾（つば）とともに消化管の中に飲み込まれて腸までたどり着き，そこで成虫になる

②幼虫が口から体内に入り，そのまま消化管を通って腸にたどり着き，そこで成虫になる

　また，寄生虫に対して比較的，抵抗力のある犬（犬鉤虫の幼虫が成虫まで成長しにくい＝体力のある健康な犬）では，一部の幼虫が全身の筋肉内に移動し，一時的に活動を休止することがあります（発育停止幼虫（はついくていしようちゅう）といいます）。

③発育停止幼虫は犬が妊娠すると活動を再開し，母乳や胎盤（たいばん）を介して子犬に感染することがある

④ネズミやゴキブリなども幼虫をもっていることがあり，このような動物を犬が食べることでも感染する

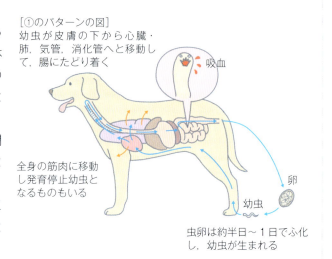

［①のパターンの図］
幼虫が皮膚の下から心臓・肺，気管，消化管へと移動して，腸にたどり着く

全身の筋肉に移動し発育停止幼虫となるものもいる

吸血

卵

幼虫

虫卵は約半日〜1日でふ化し，幼虫が生まれる

どのような症状になるのですか

　犬に鉤虫（こうちゅう）が寄生したときの症状は，寄生した鉤虫の種類や数，感染経路，鉤虫の成長ステージ（幼虫か成虫か），犬の年齢（若齢か高齢か）によって大きく違いがありますが，症状は下の**表**のように3つに分けられます。

　幼虫が皮膚の下や臓器を移動しているときには，そこが傷つくことで症状がみられることがあります。

　成虫が腸に寄生しているときには「貧血」がみられます。鉤虫は鋭（するど）い歯をもっていて，犬の腸の粘膜に咬みついて吸血し，さらに咬みついた傷の血を止まりにくくする成分を分泌（ぶんぴつ）するため，出血が止まらずに貧血がさらに悪化します。

	甚急性型（じんきゅうせいがた）	急性型（きゅうせいがた）	慢性型（まんせいがた）
特徴	・生後間もない子犬 ・多数の寄生 ・貧血や水っぽい下痢 ・大量寄生（50〜100匹）で致死的（ちしてき）	・幼犬（まれに成犬） ・多数の寄生 ・食欲亢進→不振，痩（や）せる，下痢，粘血便（ねんけつべん），貧血→（衰弱）→心拍数の増加や呼吸困難，肺炎など	・最も一般的な症状 ・少数の寄生 ・軽い貧血以外は症状なし
糞便検査	感染16日以降に虫卵が検出可能	症状が出てから4日以降に虫卵が検出可能	虫卵検出可能

Q どうしたら感染したかわかるのですか

A 子犬で貧血や粘血便のみられる下痢，発育不良，浮腫(むくみ)などの症状がある場合に，鉤虫症を疑います。

糞の検査を行い鉤虫の虫卵をみつけることで診断ができますが，「甚急性型」，「急性型」の場合には，感染していても虫卵が糞の中に出て来ない時期があるため，診断には注意が必要です（詳細は前ページの表を参考）。

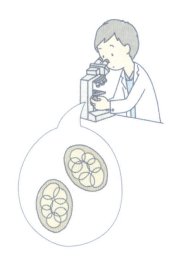

Q どうしたら治せるのですか

A 駆虫薬を使って治療します。ただし，腸管に寄生する成虫を駆除しても，筋肉の中に潜んでいる発育停止幼虫が代わりに活動を再開して腸管の中に出現する現象が知られています。このような場合には長い期間，駆虫薬を飲まなければ完全な駆除ができません。

Q 予防はできるのですか

A 感染している犬を早期発見し鉤虫の駆除を行うこと，虫卵がふ化する前に（ふ化するまでに半日～1日かかる）糞は速やかに処理すること，床の清浄や乾燥により犬の生活環境を衛生的に保つことが重要です。

筋肉中の発育停止幼虫に直接効果のある薬剤はありませんが，出産直前や授乳の時期に駆虫薬を与えることで，子犬への感染を防ぐ方法もあります。

人にも感染する鉤虫

鉤虫は人にも感染します。

幼虫は裸足の足裏などから皮膚を突き破って侵入します。幼虫が皮膚の下を這って移動することでミミズ腫れのように皮膚が赤くなり，かゆみを伴う発疹がみられます。このような症状を皮膚幼虫移行症または皮膚爬行症といいます。

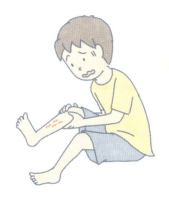

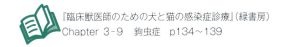

『臨床獣医師のための犬と猫の感染症診療』(緑書房)
Chapter 3-9　鉤虫症　p134～139

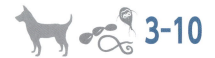

フィラリア症

原因 フィラリア(犬糸状虫)という寄生虫による感染症

症状 感染初期や軽度の感染では無症状。進行とともに咳，腹水などがみられ，治療しなければ死亡することがある

予防 効果の高い予防薬がある

特徴 蚊が媒介する。犬糸状虫は犬の心臓や肺の血管に寄生する

Q フィラリア症の原因とは
A フィラリア(犬糸状虫)という寄生虫が感染することによって起こります。

Q どのように感染するのですか
A 蚊がフィラリアを媒介しています。蚊がフィラリアに感染している犬を吸血すると，蚊の体内にミクロフィラリア(フィラリアの幼虫。この時期の幼虫を第1期幼虫：L1といいます)が取り込まれます。

フィラリア幼虫は蚊の体の中で第3期幼虫(L3)まで成長します。その後，蚊がほかの犬を吸血すると，その際にフィラリア幼虫が感染します。

ミクロフィラリアは蚊の体内で成長
蚊が，フィラリアに感染した犬を吸血
蚊がほかの犬を吸血する際，その犬にフィラリアが感染

フィラリアは犬の体内で移動する

蚊が犬を吸血した際に感染した第3期幼虫(L3)は，1回脱皮し，第4期幼虫(L4)に成長します。L4は2カ月以上皮膚の下の脂肪や筋肉組織の中を移動し，再度脱皮して「未成熟虫」へと成長して，血管の中に侵入します。

血管に侵入した未成熟虫は，血流に乗って心臓へたどりつきます。その後，肺動脈という血管の中に到達しますが，そこで成虫まで発育し，成虫の雌と雄が交尾することでミクロフィラリアと呼ばれる幼虫が産まれます。ミクロフィラリアは全身の血液中を循環するため，この犬は蚊による吸血を介してフィラリアの感染源となります。

フィラリア成虫の寿命は，5〜7年です(猫への寄生では2〜4年)。

未成熟虫へ成長し，血管の中へ
蚊が吸血した際に第3期幼虫(L3)が感染
未成熟虫は血流に乗って，心臓・肺動脈へたどり着く。そこで成虫まで成長し，ミクロフィラリアを産む

どのような症状になるのですか

フィラリアは心臓や肺に寄生する虫であるため，おもにそれら臓器にかかわる症状がみられます。感染初期や軽度の感染では無症状ですが，進行とともに咳，呼吸困難，体重の減少，喀血，腹水(腹に水が溜まる)，失神などがみられ，治療しなければ死亡することがあります。

フィラリア症の重症度

軽度	症状なし，または軽い咳
中等度	咳，元気や食欲が無い
重度	咳，元気や食欲が無い，呼吸が苦しそう，失神，お腹が膨らんでいる(腹水が溜まっている)
大静脈症候群	目立つ症状がないまま，呼吸困難，不整脈，黄疸，血尿などを"突然"発症する

どうしたら感染したかわかるのですか

抗原検査

検査用のキットがあるため，血液を採って動物病院で調べることができます。検出率は非常に高い検査ですが，感染の初期や，雄のフィラリアしか寄生していない場合には感染していても検査結果が陰性となるため，注意が必要です。

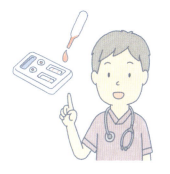

ミクロフィラリア検査

もう1つは，採った血液を顕微鏡で直接観察し，ミクロフィラリアを検出する方法があります。この検査法では，ミクロフィラリアが血液の循環中にいない場合(＝感染したフィラリアがまだ成虫になっていないので，ミクロフィラリアを産んでいない，もしくは成虫になっていても雄または雌のどちらかしか寄生していないためミクロフィラリアが産まれない)などでは感染していても陰性になることに注意が必要です。

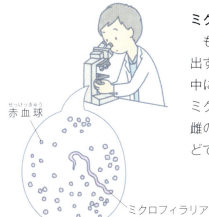

そのほかの検査

そのほかの検査に，胸のレントゲン検査，心臓の超音波検査があります。このような画像検査は，フィラリアに感染しているかを調べるというよりも，フィラリア症とわかった場合に，その重症度を調べる目的で行われることが多いです。

Q どうしたら治せるのですか

A フィラリアが成虫まで育った場合に，咳などの症状がみられることがあります。まずはその症状を安定させるために，利尿薬や血管拡張薬，強心薬を使った心臓に対する治療，そしてステロイドなどの抗炎症薬を使った治療を行います。

フィラリアの虫を駆除する方法には，大きく分けて「内科的治療」と「外科的治療」があります。

■ 内科的治療

成虫を駆除する手段として，昔はヒ素化合物製剤の注射で駆虫していたこともありますが，薬剤の入手が困難となったため最近ではほとんど行われていません。代わりの方法として，フィラリア予防薬を毎月，通年投与を行うことで駆虫する方法が選択されています。幼虫や未成熟虫であればこの方法で駆除できます。成虫の駆除は困難であり，数年かけて投与が必要となる場合もあります（犬の体内ではフィラリア成虫の寿命は5～7年ですが，年齢のいった成虫ほど駆除するのに時間がかかります）。薬の投薬期間は感染の状態によりさまざまですが，検査でフィラリアの感染を2回続けて否定できれば，投薬を終了します。

■ 外科的治療

首の血管から専用の特殊な鉗子（物をつかむ器具）を肺動脈という血管または心臓の右心房まで入れて，直接フィラリアの成虫をつまみあげて取り出す方法があります。

Q 予防はできるのですか

A 高い効果の予防薬があります。予防薬には錠剤，チュアブル，背中に垂らすタイプの滴下剤，注射などさまざまな種類があります。

フィラリア予防薬は，ほかの寄生虫（回虫や鉤虫，条虫，ノミなど）の駆除効果も合わせもつ製品もあるので，その効果や投薬の頻度，味，投薬のしやすさなどを考慮して，その犬にとって最適なものを選ぶとよいでしょう。

感染すると命にかかわる感染症であることから，確実な予防が求められます。

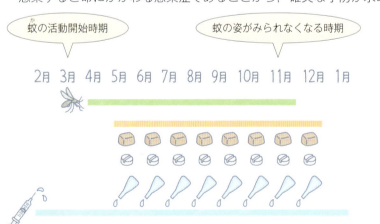
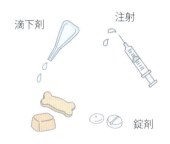

- 投薬は蚊の活動開始時期の1カ月後からスタートし，蚊の姿がみられなくなる時期の1カ月後まで続けることが必要。飲み忘れなどを防ぐため，1年間を通して予防する通年投与も推奨されている
- ミクロフィラリアがたくさん寄生している犬への予防薬の投与は重い副作用が発生する危険性があるため，毎年，予防薬の初回投与前には，抗原検査とミクロフィラリア検査の両方の検査を行う。これにより，前年の予防がきちんとできていたかがわかる

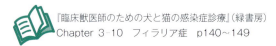

『臨床獣医師のための犬と猫の感染症診療』（緑書房）
Chapter 3-10 フィラリア症 p140～149

3-11

その他の線虫症
（ここでは回虫症，鉤虫症，フィラリア症以外の線虫による感染症を紹介する）

原因 犬肺虫，糞線虫，東洋眼虫，血色食道虫，犬鞭虫，毛細線虫などの線虫の仲間である寄生虫による感染症

症状 感染した線虫の種類によって症状はさまざま

予防 生活環境をきれいに保つこと，犬がコガネムシなどの甲虫やミミズを食べる機会をつくらない，ショウジョウバエの仲間であるメマトイが多い場所には行かないようにする

特徴 どの線虫症も日本での発生はそれほど多くない

Q 線虫症の原因とは

A 犬肺虫，糞線虫，東洋眼虫，血色食道虫，犬鞭虫，毛細線虫など線虫の仲間である寄生虫が感染することによって起こります。

Q どのように感染するのですか

A 【犬肺虫】

犬肺虫は犬の肺に寄生し，そこで成虫が産卵し，ふ化した虫卵から幼虫が産まれます。この幼虫は糞とともに外へ排出されます。ほかの犬が，この感染犬の糞などを口にすることで感染します。

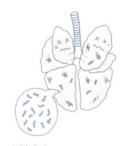

犬肺虫は肺に寄生する

【糞線虫】

糞線虫は犬の皮膚を突き破って感染し（経皮感染），消化管まで移動するとそこで産卵します（雌だけで卵を産む単為生殖を行います）。消化管の中でふ化した幼虫は，糞と一緒に外に出るか，そのままもう一度体内で移動して感染をくり返します（自家感染）。

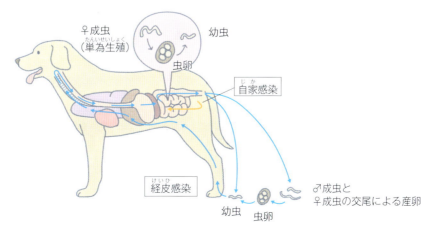

Part Ⅰ　犬の感染症

【東洋眼虫】
　東洋眼虫は動物の目に寄生し，成虫が産卵し，その虫卵からふ化した幼虫は涙の中をただよいます。メマトイ（目に止まるショウジョウバエの仲間）が，この幼虫が含まれる涙を吸引して，ほかの動物へ運んでいきます。

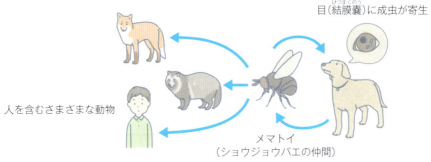

【血色食道虫】
　血色食道虫は犬の食道に寄生し，産卵します。虫卵は糞とともに外へ出てきますが，その糞を中間宿主であるコガネムシなどの甲虫が食べます。犬は，このコガネムシを食べることで感染します。

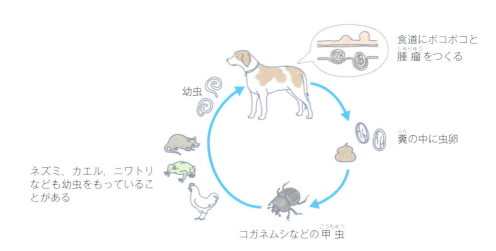

【犬鞭虫】
　犬鞭虫は犬の大腸に寄生し，産卵します。虫卵は糞とともに外へ出てきて，約3〜5週間経つと，虫卵の中に幼虫が形成され，感染力をもつようになります。犬は，その感染力をもった虫卵を口にすることで感染します。

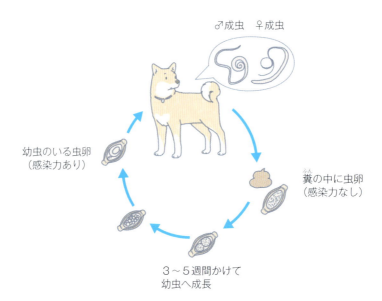

【毛細線虫】

毛細線虫は犬の「気管」、「胃や小腸」、「膀胱」に寄生する種類にわけられます。それぞれの寄生部位で、成虫は産卵します。「気管」、「胃や小腸」に寄生する種類の虫卵は糞とともに、「膀胱」に寄生する種類の虫卵は尿とともに排出されます。外に出てきた虫卵は約2週間経つと、虫卵の中に幼虫が形成され、感染力をもつようになります。「気管」、「膀胱」に寄生する種類の虫卵は、中間宿主であるミミズに食べられます。
犬は、その感染力をもった虫卵やミミズを口にすることで感染します。

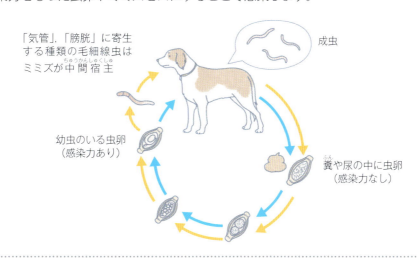

Q どのような症状になるのですか

A どの線虫も、重度の感染でなければ症状は特にみられません。
東洋眼虫の場合、目に寄生するので、目をシパシパする、結膜炎や目の充血、角膜炎などがみられることがあります。

Q どうしたら感染したかわかるのですか

A 犬肺虫、糞線虫は糞便検査をして幼虫がいるかを確認します。糞線虫は、寒天を広げたシャーレに糞を置いて、幼虫が寒天の上を移動する様子を確認する検査法も利用できます。
血色食道虫、犬鞭虫、「気管」、「胃や小腸」に寄生する毛細線虫は、糞便検査をして虫卵がみられるかを確認します。
「膀胱」に寄生する毛細線虫は尿検査をして虫卵がみられるかを確認します。
東洋眼虫は目（結膜嚢）に寄生する成虫を確認します。

Q どうしたら治せるのですか

A 駆虫薬を使って治療します。東洋眼虫の成虫は、ピンセットなどで結膜嚢から直接除去します。

Q 予防はできるのですか

A 糞や土など、虫卵や幼虫が潜んでいるかもしれないものが犬の生活環境に落ちていることがないよう、掃除して衛生的な環境を保ちます。また、犬がコガネムシなどの甲虫やミミズを食べる機会をつくらないようにする、ショウジョウバエの仲間であるメマトイが多い場所には行かないなど、中間宿主との接触にも注意が必要です。

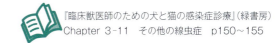

『臨床獣医師のための犬と猫の感染症診療』（緑書房）
Chapter 3-11　その他の線虫症　p150～155

Part Ⅰ　犬の感染症

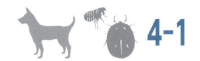

4-1

疥癬
（かいせん）

- **原因**　0.4mmほどの大きさのセンコウヒゼンダニによる感染症
- **症状**　強いかゆみのある皮膚炎が特徴。時にフケが多く皮膚が痂蓋（かさぶた）などで厚ぼったくなる犬もいる
- **予防**　感染動物と接触しない。同居犬がいる場合には，発症していなくても治療する
- **特徴**　診断が難しい。一時的に人に感染することがある

Q 疥癬（かいせん）の原因とは
A　センコウヒゼンダニというダニが，皮膚の角質層にもぐり込み，トンネルを掘ってその中で産卵します。これにより強いかゆみが起こるため，かゆい部分をかき壊してしまったり，そこから細菌が二次的に感染することで皮膚炎が起こります。

Q どのように感染するのですか
A　特に2歳以下の若い犬で多くみられます。
感染した犬と濃厚な接触をした犬は，うつることがあります。そのほか，ダニを含んだフケなどと接触して感染します。外では特に湿った日陰の土などに，ダニがいることがあります。
また，野生のタヌキから犬に感染する可能性もあります。

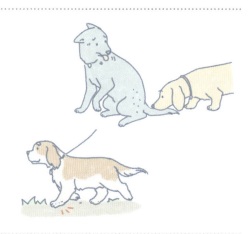

Q どのような症状になるのですか
A　ダニがもぐり込んだ部分が赤くなり腫（は）れたり，水ぶくれや痂蓋（かさぶた）がみられます。症状が進むと，皮膚が厚ぼったくなり，脱毛やフケが出ます。強いかゆみのため，犬はかゆいところを強くかいたり体を物にこすりつけたりしてしまい，皮膚が傷ついてしまいます。そこから細菌が感染（二次感染）することがあります。また，かゆみによるストレスから食欲が低下し，若い犬では発育が遅れてしまうケースもあります。
一方で，はっきりとした症状がみられず，ほかの皮膚炎と誤診されてしまうこともあります。

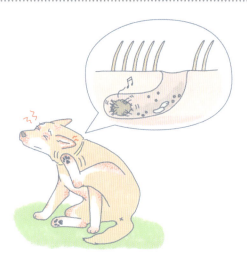

皮膚の異常はおもに腹，肘（ひじ）や膝（ひざ），頭，顔に起こる。中でも耳の辺縁部から発症しやすい

普通の疥癬よりも重篤な「角化型疥癬」

通常の疥癬が「角化型疥癬」と呼ばれる状態になると，皮膚は角化が進んでさらに厚ぼったくなります。するとダニが住む角質層が広がることで，通常の疥癬にくらべて"何倍ものダニ"が寄生することになり，脱毛や多量のフケ，痂蓋などの症状がみられます。このとき必ずしもかゆみは強くありません。皮膚の状態が悪くなると，患部の細菌感染が悪化して全身にまわり敗血症という命にかかわる危険な状態になってしまうこともあります。

Q どうしたら感染したかわかるのですか

A 皮膚をひっかいて削りとり顕微鏡で観察して，もぐっているダニや卵，糞を見つけ出す「皮膚掻爬法」という検査が一般的な診断方法です。しかし，ダニがいるところをピンポイントで検査することは難しいことから，この検査の検出率は50％未満ともいわれており，感染初期の診断は簡単ではありません。

疥癬の動物では，かゆみが強いため，耳をこすると後ろ足が無意識に動いてしまうことがあるので（耳介－後肢反射といいます），その反射行動を確認してみることも診断の手がかりになることがあります。

皮膚掻爬法で採った皮膚を顕微鏡でのぞいてダニや卵，糞がみつからない場合でも，症状から疥癬の可能性が高ければ，診断をかねて治療を行います。治療をして治れば，それにより疥癬だったのだろうと推測することができます。

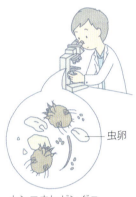

虫卵

センコウヒゼンダニ

Q どうしたら治せるのですか

A 日本では疥癬治療薬として犬で認可されている薬はありません。しかし，ノミ・マダニの予防薬やウシ・ブタ用の駆虫薬の中にはセンコウヒゼンダニに有効なものがありますので，それらを使って治療します（適応外使用）。加えて，二次的な細菌感染に対する治療として抗菌薬を投与することもあります。

また，感染動物の行動範囲は徹底的に掃除します。

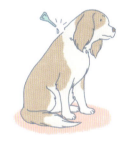

Q 予防はできるのですか

A 感染動物と接触しないように注意します。同居の犬が発症した場合には，発症していない犬も治療する必要があります。

犬の疥癬は人にもうつる

犬の疥癬は人にも感染することがあるので，感染した犬との接触には注意が必要です。

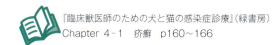

『臨床獣医師のための犬と猫の感染症診療』（緑書房）
Chapter 4-1 疥癬 p160～166

Part I 犬の感染症

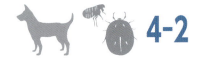 4-2

耳ダニ感染症

原因 ミミヒゼンダニというダニによる感染症

症状 通常は無症状だが、外耳炎（がいじえん）の要因となる場合もある

予防 感染動物と接触しない。感染の危険性がある動物は予防薬を投与する

特徴 無症状のまま感染が持続してしまうことがあるので、動物が多いブリーダーやペットショップなどの施設で、感染がまん延してしまうことがある

Q 耳ダニ感染症の原因とは

A ミミヒゼンダニというダニが、耳の中に寄生することが原因です。

Q どのように感染するのですか

A 感染動物との接触、感染動物の耳あか、ミミヒゼンダニがついた毛などが感染源となります。ミミヒゼンダニは犬のほか、猫やフェレット、野生の食肉類（キツネなど）に寄生しています。

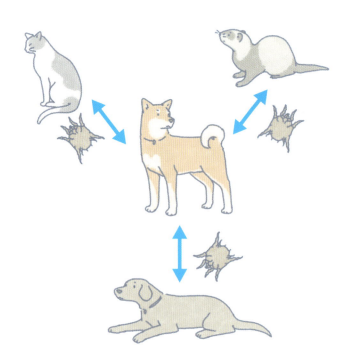

感染動物との接触、感染動物の耳あか、ミミヒゼンダニがついた毛などが感染源となる

Q どのような症状になるのですか

A 軽度の感染の場合は、ミミヒゼンダニは感染動物の耳の鼓膜近くの耳道という場所に生息しています。ミミヒゼンダニは皮膚を掘ったり刺したりしないため、通常はかゆみもなく無症状ですが、ミミヒゼンダニの唾液や糞に体の免疫が反応したときに外耳炎が起こると考えられています。

ミミヒゼンダニは感染がひどくなる（数が増える）につれ、耳の入り口付近まで生息域を広げていき、それにともない外耳炎も悪化します。また、細菌やカビが二次感染すると、外耳炎がさらに悪化することもあるようです。

Q どうしたら感染したかわかるのですか

A 耳鏡という耳の中をのぞく道具を使うと、耳の中で動くミミヒゼンダニをみつけられることがあります。また、耳あかを顕微鏡で調べることで、ダニやダニの卵があるかを確認します。

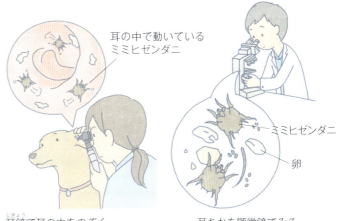

耳の中で動いているミミヒゼンダニ

ミミヒゼンダニ
卵

耳鏡で耳の中をのぞく　　耳あかを顕微鏡でみる

Q どうしたら治せるのですか

A まずは耳の中を洗浄して、ミミヒゼンダニやその隠れ場所となる耳あかを取り除きます。その後、ミミヒゼンダニに対して駆虫効果がある薬（滴下剤）を背中につけたり、その薬を直接、耳に投与したりして治療することもあります（薬剤の使用は必ず獣医師の指導のもと行ってください）。

ほかの動物にうつさないためにも感染している動物は隔離が必要です。

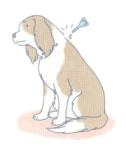

Q 予防はできるのですか

A 特に多頭飼いの場合や、ペットホテルやトリミング、しつけ教室など不特定多数の動物が出入りする場所に行くなど、感染する恐れのある場合には、一部のノミ予防薬やダニ予防薬（ミミヒゼンダニに効果があるもの）を定期的に投与することで、耳ダニ感染症も予防できます。

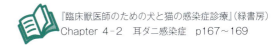

『臨床獣医師のための犬と猫の感染症診療』（緑書房）
Chapter 4-2　耳ダニ感染症　p167〜169

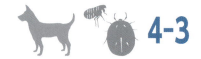

ニキビダニ症

原因 ニキビダニというダニによる感染症

症状 脱毛や皮膚炎など，さまざまな皮膚の症状を示す。
「若齢発症型」と「成年発症型」，「局所型」と「全身型」に分けられる

予防 予防法はない

特徴 以前は治療しても治りにくいことが多かったが，最近では治療法が進歩したことで治療成績も良くなってきている。
しかし，ほかの病気（基礎疾患）が背景にあると，治療が長引いたり，効果が得られないこともある

Q ニキビダニ症の原因とは

A 大部分の犬の毛包（毛穴）には，ニキビダニ（毛包虫，アカルスあるいはデモデックスともいいます）が寄生しています。犬が病気で免疫が落ちたときなど，ある条件になると，ニキビダニが原因となる脱毛や皮膚炎などが起こると考えられています。

Q どのように感染するのですか

A ほとんどの犬が，生まれた直後の母犬とのスキンシップにより皮膚を介して感染すると考えられています。
犬に寄生しているニキビダニは，人などほかの動物にうつることはありません。

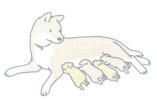

子犬のときに母犬とのスキンシップで皮膚が接触してうつる

Q どのような症状になるのですか

A 脱毛，色素の沈着，フケ，赤い斑点などの皮膚症状がみられます。そこに細菌も感染してしまうと，膿みや瘡蓋ができ，強いかゆみが出ることがあります。

症状がはじめてみられた年齢により，1歳半以内でみられる「若齢発症型」と4歳以上でみられる「成年発症型」に分けられます。また，症状がみられる部位の広さから「局所型」と「全身型」に分けることができます。

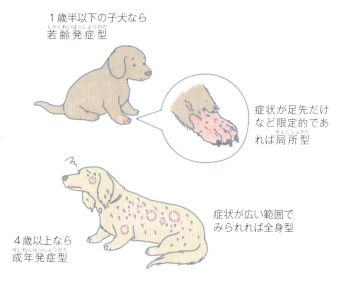

1歳半以下の子犬なら若齢発症型

症状が足先だけなど限定的であれば局所型

4歳以上なら成年発症型

症状が広い範囲でみられれば全身型

Q どうしたら感染したかわかるのですか

A　ニキビダニの検出率が高い方法として，症状がみられる部分の皮膚を血が出るくらいひっかいて削りとり，とれたものの中にニキビダニがいるかを顕微鏡で確認する方法があります（皮膚掻爬検査）。しかしこの方法は犬にとってストレスが強く，飼い主も怖いという印象をもつこともあるので，よりストレスの少ない方法として患部の毛を抜く検査（被毛検査）を行うことが一般的です。

また，患部にセロハンテープを貼り付けて毛包（毛穴）をしぼり出すようにしてからテープを剥がし，それを顕微鏡でのぞく方法もあります。ニキビダニ症と診断して治療を開始しても症状が良くならない場合には，皮膚生検（皮膚を一部切り取って病理検査すること）が必要になることがあります。

ニキビダニ症のうち，特に4歳以降の発症は，ほかの病気（基礎疾患）や免疫を抑制するような薬の投与歴が背景としてあることで起こっている可能性があります。そのため，飼い主から十分に稟告をとり，血液検査や画像検査なども行い，根本的な原因がないかを調べることも重要です。

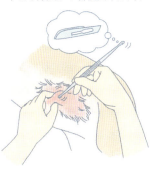
メスの刃の背や鋭匙という道具で血が出るくらいひっかいて削りとる方法が1番検出率が高い

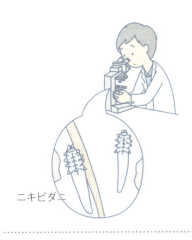
ニキビダニ

Q どうしたら治せるのですか

A　治療は，ダニの駆除薬を使用します（日本では現在のところ，ニキビダニに効果があると承認を受けている薬がありませんので，適応外使用になります）。そのほか，細菌の二次感染を予防するための抗菌薬，皮膚の状態の改善のためのシャンプーなどを行うこともあります。

ニキビダニの治療経過はいろいろ

「若齢発症型で局所型のケース」

1歳半以下の発症で，足先などに限局して脱毛だけがみられるような軽度の場合には，自然に治ることもあります。また，皮膚が赤くなるなど炎症が起きたものでも，治療を行うことで改善するケースが多いです。ただし，中には皮膚症状の範囲が広がり「全身型」へと移行してしまい，治療が長引く犬もいます。

「成年発症型で全身型のケース」

4歳以上の発症で全身に皮膚症状がみられるケースでは，ほかの病気（基礎疾患）が背景にあることが多いため治療が複雑で難しく，反応も悪いことから，試行錯誤を重ねながら長期間取り組んでいかなければなりません。

Q 予防はできるのですか

A　予防法はありません。しかし，ノミやマダニの駆除薬の中にはニキビダニを駆除する効果がみられるものもありますので，一定の効果があるかもしれません。

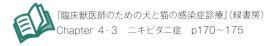
『臨床獣医師のための犬と猫の感染症診療』（緑書房）
Chapter 4-3　ニキビダニ症　p170〜175

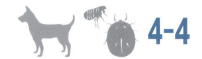

ノミ感染症

原因 ネコノミ，イヌノミによる感染症

症状 刺されることによる皮膚炎（ノミ刺咬症）やノミアレルギー性皮膚炎の原因となったり，瓜実条虫という寄生虫を運んでくることがある

予防 ノミの駆除薬の定期的な投与

特徴 ノミは環境温度が13℃以上，適度な湿度（50％以上）のある場所で虫卵 → 幼虫 → サナギ → 成虫のライフサイクルが完成する（＝家の中でも増えることがある）。ノミは人も刺すことがあり，時に皮膚炎が起こる

Q ノミ感染症の原因とは

A 犬にネコノミ，イヌノミが寄生することで起こります（日本国内では，犬に寄生している大部分のノミはネコノミだと考えられています）。

Q どのように感染するのですか

A 犬がノミで汚染された環境に立ち入ること，ノミに感染している動物と接触することで感染します。

ノミのライフサイクル

成虫は犬や猫に寄生し吸血します。吸血して2日後には卵を産み，卵は体から落下して早ければ1日でふ化します。幼虫は10日ほどでサナギとなり，サナギは最短1週間で成虫になります（ただし，条件が整わない場合には6カ月ほどサナギのまま待機することができます）。成虫は成長すると高く飛ぶことができるようになり，犬や猫などの体表に飛んでいき寄生します。

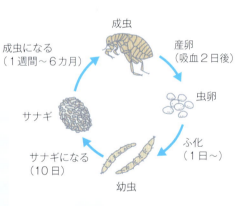

ノミの住処

寄生したノミは動物が休息しているときに活動するため，ノミの成虫から産まれた卵は動物の寝床や休息場所に多く落ちています。また，外では幼虫が発育しやすい環境である草むら，日陰で湿った土，落ち葉が集まっている場所などは感染するリスクが高いです。散歩のときに感染しノミを家の中へ持ち込んだ際，その家の環境温度が13℃以上，適度な湿度（50％くらい）であると，ノミのライフサイクルが成立してしまいます。よって，暖房器具の使用などによりこのような環境が整えば，冬でもノミがみられることがあります。

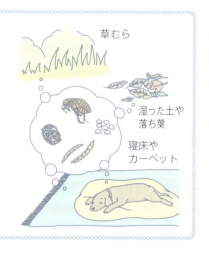

Q どうしたら感染したかわかるのですか

A ノミ取りクシなどを使って丁寧に毛をすいて、ノミの成虫をみつけます。そのほか、新聞紙などを広げた上に犬を立たせ、毛を根元から逆立てるようにブラッシングを行うと、根元に溜まったノミ糞（黒い粒）が下へ落下します。このノミ糞を集めて濡れたティッシュなどの上へ置くと、ノミが動物から吸った血の成分がにじみ出して赤く広がっていくことから、ノミの寄生を確認することができます。

家でノミの卵や幼虫を探そう

もしノミの感染がある場合には、犬の寝床やケージの中などにノミの卵や幼虫がいるかもしれません。疑わしいものを発見した際には、すぐに念入りに掃除をする必要性がありますが、同時に確認のためにセロハンテープなどで採取して動物病院でみてもらうと良いでしょう。

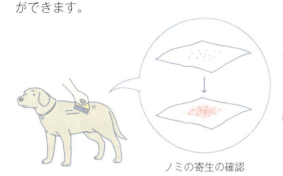

ノミ糞を濡れたティッシュの上へ置く

ノミが動物から吸った血の成分がにじみ出して赤く広がる

ノミの寄生の確認

Q どうしたら治せるのですか

A
薬を使った治療

ノミ刺咬症やアレルギー性の皮膚炎が起きていたら、速やかにノミを駆除した上で、皮膚炎に対して抗炎症薬などを用いた治療を行います。ノミの駆除薬には錠剤、チュアブル錠、背中などに垂らす滴下剤、スプレー剤などさまざまなタイプがあります。効果も製品により違いますので、その犬にとってベストな薬剤を獣医師と相談して選択しましょう。

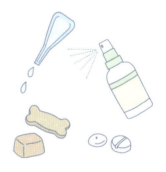

環境の整備

せっかく治療を行っても、ノミがいる環境ではすぐに再感染してしまいます。そのため、家はこまめに掃除を行い、湿気が溜まらないよう換気する、カーペットや畳などは可能であればフローリングにする、寝床のタオルなどは洗って乾燥機にかけるなど、環境を整備します。また、大量に発生した場合には市販のくん煙剤や散布剤などを用いて部屋の中全体を駆虫するのも効果があるかもしれません。ただし、動物がいるところでは使用できないため、よく使用法を確認して下さい。

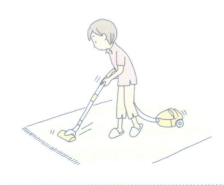

Q 予防はできるのですか

A ノミの駆除薬を定期的に投与することで予防が可能です。きちんと効果を得るためには有効期限や投与方法を守って使用することが重要です。

『臨床獣医師のための犬と猫の感染症診療』（緑書房）
Chapter 4-4　ノミ感染症　p176～181

4-5 マダニ寄生と媒介性疾患

原因 日本には 40 種以上のマダニがいるが，犬や猫に寄生するのは 10 種類ほど

症状 マダニが吸血することで起こる皮膚症状や貧血などの病害と，マダニが運んでくる病原体による感染症がある

予防 マダニの寄生を予防する（定期的な駆除薬の投与）

特徴 マダニがいる場所は河川敷，公園などの草むら，野山，牧場など。特に野生動物が出没する場所に多い

Q マダニとは

A　マダニは比較的大型のダニの一種です。1 mm ほどのサイズから，大きいものでは 9 mm くらいのサイズのものがいます。マダニは成長や産卵に必要な栄養源を獲得するため，犬をはじめ，さまざまな動物の血液を吸血します。吸血すると体が膨らみ，吸血前のサイズとくらべて大きくなります。

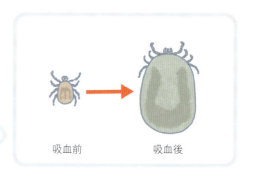
吸血前　吸血後

Q どのように動物に寄生するのですか

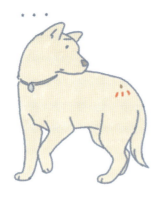

A　マダニはふだん，日陰にある草木の葉の裏などにいます。動物が近くを通るとそれを特殊な器官で察知し，動物の体表に乗りうつります。

Q どのような症状になるのですか

A マダニが寄生することで起こる病害（マダニの直接的な病害）と，マダニが運んでくる病原体による感染症（マダニを介した病害）が問題になります（表）。

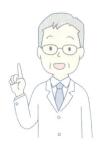

表　マダニによるおもな病気（日本国内）

	原因	犬の病名とおもな症状	人の病名とおもな症状
マダニの直接的な病害	多数のマダニによる吸血	貧血	ほとんど症状はみられない
	マダニの唾液（＝動物や人にとってアレルギーの原因や毒となる）	アレルギー性皮膚炎 …激しいかゆみ，皮膚炎 ダニ麻痺症 …麻痺などの神経症状	国内では症状がみられることは少ない。オーストラリアで問題となっている アレルギー性皮膚炎 …激しいかゆみ，皮膚炎 ダニ麻痺症 …麻痺などの神経症状
マダニを介した病害	バベシア（寄生虫）	バベシア症 …貧血，発熱，黄疸，血尿など	バベシア症 …貧血，発熱など （犬に感染する種とは異なる種類のバベシアが感染する）
	エールリヒア（細菌）	エールリヒア症 …発熱，リンパ節が腫れる，出血傾向，体重減少など。慢性期には眼疾患，血小板減少，白血球減少，貧血など	エールリヒア症 …発熱，頭痛，貧血，白血球減少，血小板減少など（犬に感染する種とは異なる種類のエールリヒアが感染する）
	ボレリア（細菌）	ライム病 …国内では症状がみられることは少ない。アメリカではよくみられる（日本とは異なる種類のボレリアが原因となる）。症状は発熱，食欲不振，関節炎など	ライム病 …感染初期には，マダニに咬まれた部位の赤い斑（遊走性紅斑）やインフルエンザ様の症状を伴うことがある。重度になると皮膚症状，関節炎，神経症状など
	SFTSウイルス	重症熱性血小板減少症候群 …発熱，血小板減少，白血球減少など	重症熱性血小板減少症候群 …発熱，血小板減少，白血球減少，重症例では死亡
	リケッチア・ジャポニカ（細菌）	まだよくわかっていないが，これまでの報告によればおそらく症状を示さないと考えられている	日本紅斑熱 …頭痛，発熱，発疹，倦怠感など

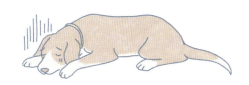

Part I 犬の感染症

どうしたらマダニを駆除できるのですか

 犬や猫にマダニがくっついているのを発見した場合には，速やかに取り除く必要がありますが，なかなか取れない場合があること，人にうつる病原体をもっていることがあるため，むやみに触らずにまずは動物病院へ相談しましょう。

マダニの駆除薬は，背中に垂らすタイプ，錠剤のタイプなどさまざまな薬剤が選択できます。薬剤はマダニが吸血する前に効果を発揮するものと，吸血した後に効果を発揮するものに分かれます。さらに駆除効果が現れるまでの時間や，全身への薬剤の広がり方，使用時の注意点が薬剤によって異なりますので，獣医師とよく相談した上で選択するとよいでしょう。

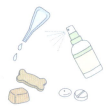

どうしても自分でマダニを取り除かなければならないときには…

■ 素手で触るのは危険！

動物に付着したマダニを物理的に取り除く場合，マダニは人に感染するほかの病原体をもっている可能性があり，素手で触ることは大変危険です。作業をする人がマダニに咬まれないよう，手袋・長袖長ズボンの着用で防護策をしてから行います。

マダニがまだ皮膚に咬みついていない場合はピンセットや粘着テープ，咬みつき皮膚にくっついている場合はピンセットや毛抜きなどを使って取り除きます。捕まえたマダニは粘着テープに挟み，チャック付きの袋に密閉するなどして脱走しないようにします。

■ ピンセットなどで取れない場合も

咬みつかれてから2日以上経過している場合には，マダニは皮膚に強固にくっついているため，ピンセットなどでは取ることができない場合があります。

いずれにしても，多数寄生していると，すべてをみつけることは難しいので，薬を使って駆除することが無難です。

予防はできるのですか

 100％予防することはできませんが，動物病院で処方されるマダニ駆除薬を使うことでマダニ寄生を減らすことができます。ただし，駆除薬の投薬期間と投薬方法をきちんと守ることが重要です。ノミの駆除薬と一緒になっている薬剤が多いため，普段使っている駆除薬にどのような効果があるのか確認してみましょう。

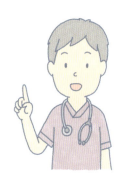

マダニが心配なときは動物病院へ

マダニから犬にうつる感染症の中には，咬みつかれてすぐに感染するのではなくタイムラグがあり，咬みつかれてから2日ほど経ってから感染するものがあります。そのためすぐに対処できれば，感染を防ぐことができるかもしれません。散歩の後などに犬のブラッシングを行い，もしマダニが付いているのを発見したときは，すぐに動物病院に相談しましょう。

犬にマダニが付いているのを発見できなくても，マダニがいるような河川敷，公園などの草むら，野山，牧場などに行った経歴があり，その後から犬がかゆそうにしている，貧血っぽい，ぐったりしている，発熱など，何か症状がみられる場合にも動物病院の受診が必要です。

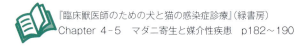

『臨床獣医師のための犬と猫の感染症診療』(緑書房)
Chapter 4-5　マダニ寄生と媒介性疾患　p182～190

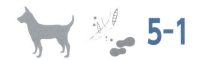

マラセチア症

- **原因** マラセチアという真菌(酵母)が異常に増えることによる
- **症状** 耳や皮膚のかゆみ，フケ，赤みなど
- **予防** 定期的なシャンプーで皮膚のコンディションを保つ，基礎疾患を治療しコントロールする
- **特徴** 独特の悪臭がする

Q マラセチア症に関与する菌とは

A 犬では，マラセチア菌の中でも，おもにマラセチア・パキデルマティスという種類の菌が，マラセチア症(マラセチアの関与する皮膚炎や外耳炎)の原因となります。

Q どのように感染するのですか

A マラセチア菌は健康な皮膚や粘膜にも常在しています。生まれてきたときに母犬からマラセチア菌をうつされ，その後，常在菌として定着すると考えられています。体調の悪化やアレルギーなどにより皮膚に問題が生じると，そこでマラセチアが増殖してしまい，皮膚炎になることがあります。特に，湿り気味な部位，温度が保たれる部位である，外耳道，指のあいだ，ひだになっているところ，口のまわり，鼻のまわり，肛門のまわりなどで菌が発育・増殖しやすいです(ただし，少数のマラセチア菌でも症状を起こすことがあります)。

動物同士が接触することや，人が動物を触った手でそのままほかの動物を触るなどして広がる可能性もあります。しかし，マラセチア菌はもともと健康な動物にもいる菌であり，ついたからといってすぐに病気になるわけではありません。上記のとおり，体調の悪化など，発症しやすい条件がそろったときにはじめて症状がみられます。

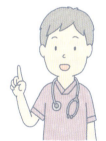

発生例の多い犬種(好発犬種)

マラセチア菌は脂(皮脂)が好物なので，もともと皮膚に脂が多い犬種で発生が多くみられます。例として，ウエスト・ハイランド・ホワイト・テリア／コッカー・スパニエル／バセット・ハウンド／イングリッシュ・セター／プードル／ジャック・ラッセル・テリア／シー・ズー／スプリンガー・スパニエル／ジャーマン・シェパード・ドッグがあげられます。おもに乾燥地域の原産の犬種が多く，その理由の1つとして，皮膚を乾燥から守るために皮脂の分泌を促す体質であるからともいわれています。

どのような症状になるのですか

 皮膚が脂っぽくベタベタしたり、赤みやフケが多くみられ、犬がかゆそうにしていたり、独特の臭いがします。特に耳や首、わきの下、下腹部、指のあいだなど擦(こす)れやすい場所でマラセチア菌は増えやすく、このような部位で症状がよくみられます。症状が長引くと、皮膚が厚ぼったくなり、黒ずむこともあります。

また、爪のまわりに炎症が起こると、爪の色が変色することもあります。

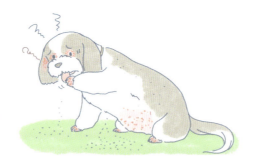

皮膚炎、外耳炎(がいじえん)がみられる

どうしたらマラセチアが問題になっているとわかるのですか

 まずは症状からマラセチア症を疑い、異常がみられる部分からフケなどを採って顕微鏡で確認します。マラセチア菌はボーリングのピンやピーナッツのような、独特の形をしています。

ただし、マラセチア菌は普通の健康な犬でもみられるため、症状として「脂っこい(脂漏性(しろうせい))皮膚炎がみられている」場合で、皮膚炎の原因となるほかのカビや細菌、寄生虫などを除外した上で、マラセチア菌が通常よりも多く確認されたときにマラセチア症と診断します。

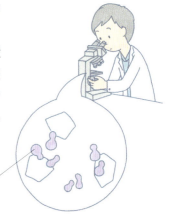

ボーリングのピンやピーナッツのような独特の形

どうしたら治せるのですか

 まず、手っとり早く抗真菌(こうしんきん)成分や抗菌(こうきん)成分の入ったシャンプー、角質や脂質を溶かす成分の入ったシャンプーで洗浄を行います。これはマラセチア菌自体の数や、マラセチア菌の好きな皮脂(ひし)を減らすことで皮膚のコンディションを整えるためです。そして症状のみられる範囲が部分的であれば、抗真菌成分の入った外用薬をぬります。症状が広範囲に広がっている場合には、飲み薬で治療することもあります。

また、悪化した背景に基礎疾患(きそしっかん)(もともとかかっている疾患。例えばアレルギーなどの免疫疾患(めんえきしっかん)、内分泌疾患(ないぶんぴしっかん)、腫瘍など)がある場合には、その病気の治療も行います。基礎疾患が取り除けない場合や、皮膚のコンディションのコントロールができなかった場合には、いったん良くなったとしても、すぐに再発することが多いです。

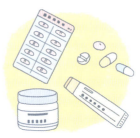

Q 予防はできるのですか

A アレルギーなどの基礎疾患や体調の悪化，季節の変化（夏季に多い）やグルーミング不足などが皮膚の状態を悪化させる原因となり，マラセチアによる皮膚炎が起こりやすくなります。

定期的なシャンプーで皮膚のマラセチア菌自体の数を減らしたり，マラセチア菌の増加を助長する"皮脂"を増やさないようにすることが重要です。また，悪化させる原因となる基礎疾患をうまくコントロールすることも大切です。

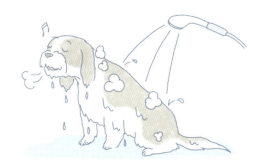

マラセチア菌は人にもうつる

人でも，新生児や免疫の低下している人では，犬に常在する一部の種類のマラセチア菌による感染が報告されています。そのため，赤ちゃんや高齢者，病人のいる家庭では，犬を触ったら手をよく洗うなど，マラセチア菌をうつさないように配慮する必要があります。

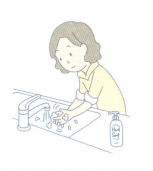

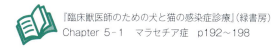
『臨床獣医師のための犬と猫の感染症診療』（緑書房）
Chapter 5-1　マラセチア症　p192〜198

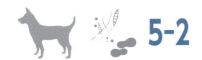

皮膚糸状菌症

- **原因** 皮膚糸状菌という真菌(カビ)による感染症
- **症状** 皮膚にいろいろな症状がみられる
- **予防** 感染動物との接触に注意し，生活環境をキレイに保つ
- **特徴** 人にも感染する，人と動物の共通感染症

Q 皮膚糸状菌症の原因とは

A 飼育環境にもよりますが，皮膚糸状菌の中でも「ミクロスポルム・カニス」が全体の約70％，「トリコフィトン・メンタグロフィテス」が約10％，「ミクロスポルム・ギプセウム」という菌が約20％を占めます。

Q どのように感染するのですか

A 犬が感染している動物に接したり，感染した動物のぬけ毛やフケ，菌に汚染したもの(ベッド，グルーミング用ブラシ，バリカンなど)に接触することで感染します。このとき，小さな傷口があると，より簡単に感染します。

菌が皮膚に付着しても症状がみられない動物もいますが，ついた菌は一両日のうちに増殖し，皮膚の表面や毛などの組織に侵入して感染が成立します。

菌による酵素や代謝産物が，かゆみや炎症を誘発して，さまざまな症状が起こると考えられています。

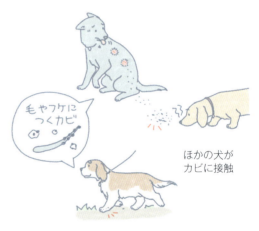

ほかの犬がカビに接触

Q どのような症状になるのですか

A 犬では，頭，顔，足，背中などに脱毛や赤み，フケ，発疹や水ぶくれ，瘡蓋など，いろいろな症状がみられます。

幼犬や長毛種の犬，免疫力の低下した犬は特に症状が出やすいです。

> **ケラチンは発育・増殖のための栄養源**
> 皮膚糸状菌はケラチンという蛋白質を栄養源とします。動物や人の皮膚の表面，毛，爪などのケラチンが豊富な場所で菌が増殖し，皮膚病変が見られます。

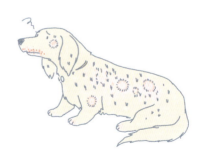

典型的な皮膚の病変は俗に「リングワーム」と呼ばれる円形の病変で，脱毛，フケ，発赤が見られる

どうしたら感染したかわかるのですか

　まず，犬の皮膚の症状を観察します。また，感染するような機会があったかなど，飼い主さんのお話からこの病気を疑います。皮膚糸状菌症（ひふしじょうきんしょう）が疑われたなら，必要な検査を行います。

ほかの犬や猫，ウサギなど不特定多数の動物がいるような場所へ行ったり，接触する機会がありましたか？

同居動物や人にも，毛がぬける，赤いプツプツやかぶれ，赤い斑（はん），かゆみなどの症状がありませんか？

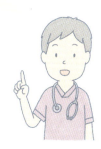

お散歩のコースでほかの動物の毛が落ちているような場所を歩かなかったですか？

検査の方法

　簡易な検査として暗室で犬にブラックライトを当てます。犬でのおもな皮膚糸状菌（ひふしじょうきん）であるミクロスポルム・カニスであれば，感染した毛は黄緑色に蛍光が見られます。それにより，おおよその診断ができます（この検査はウッド灯検査と呼ばれています）。この光った毛，疑わしい部分の毛やフケを採って薬剤をかけてから顕微鏡で観察し，菌がいるのを確認できれば診断が確定します。

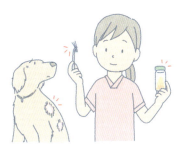

　また，皮膚糸状菌を増やすことができる専用の培地（ばいち）にぬいた毛をまき，そこから菌が育つかどうかで診断する培養（ばいよう）検査も行います。

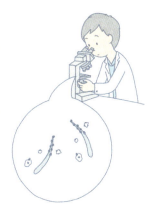

　これらの検査で診断できない場合には，遺伝子検査，皮膚の一部を採って行う病理検査など，ほかの方法を検討します。

 どうしたら治せるのですか

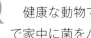　健康な動物であれば治療しなくても治ることもあります。しかしそのあいだ，ぬけ毛やフケなどで家中に菌をバラまくことになり，同居動物や人が感染してしまうことにつながるので，完治するまでしっかりと治療することが基本です。

外用薬やシャンプーを使う

　皮膚症状が一部分ならば，その部分の毛を刈って（必要があれば全身刈ります），抗真菌（こうしんきん）成分を含有するクリームやローションなどの外用薬をぬりこみます。薬をぬった後に動物が舐（な）めないように注意が必要です（気をそらすために，薬をぬるタイミングを散歩へ行く前や，ごはんを食べる前にしたりと工夫します。どうしても舐めてしまう場合や早く治したい場合には，エリザベスカラーをつけることもあります）。

　抗真菌シャンプーで菌を落とすことも，早く治すという目的だけでなく，環境中に菌が広がることの防止につながるため，再発予防やほかの動物にうつさないために有効です。

飲み薬を使う

外用薬の治療にあまり反応が無い場合や，皮膚症状が広範囲でみられる場合には，飲み薬タイプの抗真菌薬（こうしんきんやく）で治療します。

これらの薬は副作用が出ることもあるため，必要であれば検査をした上で使います。必ず獣医師の指示のもと，決まった用量・時間・期間にきちんと薬を飲ませましょう（自己判断で中止したり，指示を守らずダラダラ飲ませることをしてはいけません）。

基礎疾患（きそしっかん）（もともとかかっている病気）があったり免疫（めんえき）に異常がある場合，症状のコントロールが難しいこともあります。

Q 予防はできるのですか

A 感染しないためには次のようなことに気をつける必要があります。

感染動物との接触に注意

犬に限らず猫やウサギ，そのほかの動物からうつることがあります。特に不特定多数の動物が出入りするような場所は感染のリスクが高いと認識すべきです。

菌がついた"ぬけ毛やフケ"などの感染源を断つ

感染動物の毛やフケには菌がついており，それが感染源となります。掃除機で動物のケージや生活環境にある毛やフケ，チリ・ホコリをよく取り除きます。その後，水や家庭用洗剤を使い徹底的に洗い落とし，可能なら熱湯消毒し，十分乾燥させると効果的です。もちろん最後に消毒薬で消毒するのがベストですが，動物がいる環境での洗浄・消毒薬の使用には注意が必要ですので，獣医師の指導のもと適切な方法で行ってください。

菌がついた"もの"の感染源を断つ

毛がつきやすいものにも注意が必要です。例えば，動物のベッドやタオル，洋服，グルーミング用ブラシなどは菌が付着している可能性が高いので，できる限り廃棄します。廃棄できないものであれば，熱湯消毒，洗剤による洗浄を行います。完全に菌を除去するためには捨てるという方法が最も確実です。

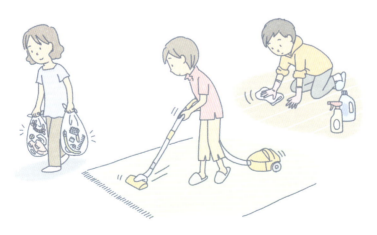

菌がついたものはできるだけ廃棄する

毛やチリ・ホコリは感染源になるので，よく掃除し取り除く

消毒には水道水で約30倍に薄めた家庭用塩素系漂白剤を使うが，動物のいる場所での使用は避ける

皮膚糸状菌は"犬から人"にもうつる

　動物の皮膚糸状菌症は人にもうつる感染症です。感染すると，皮膚に赤いプツプツができたり，頭の脱毛などの症状がみられることがあります。感染動物，菌をもっている可能性のある動物との接触には注意し，もし触った場合には手指やうで，首まわりなどの肌が出ている部分を水で洗い流します。接触した洋服は着替えましょう。なお，洗濯機で洗う場合は2度洗いをしないと菌が取り除けない場合があるので注意してください。

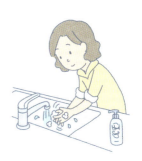

皮膚糸状菌は"人から犬"にもうつる

　人の足白癬(水虫)の原因菌も皮膚糸状菌である「トリコフィトン・ルブルム」と「トリコフィトン・メンタグロフィテス」です。犬に人の足白癬がうつったケースも報告されています。「人の水虫だから動物にはうつらないし大丈夫」と考えてはいけません。

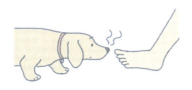

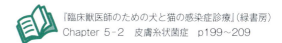

『臨床獣医師のための犬と猫の感染症診療』(緑書房)
Chapter 5-2　皮膚糸状菌症　p199〜209

Part II 猫の感染症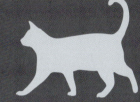

 Chapter 6　猫のウイルス感染症

 Chapter 7　猫の細菌感染症

 Chapter 8　猫の内部寄生虫感染症

 Chapter 9　猫の外部寄生虫感染症

 Chapter 10　猫の真菌感染症

Part Ⅱ 猫の感染症

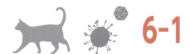

猫汎白血球減少症
(ねこはんはっけっきゅうげんしょうしょう)

原因 猫汎白血球減少症ウイルスというパルボウイルスによる全身の感染症

症状 急に元気が無くなる，発熱，出血性の下痢や嘔吐，白血球の減少など

予防 ワクチンの接種。消毒は塩素系の消毒薬で行う

特徴 母猫からの移行抗体が無くなった3～5カ月齢の子猫でよくみられ，高い確率で死亡する

Q 猫汎白血球減少症の原因とは

A 猫汎白血球減少症ウイルスというパルボウイルスが感染することによって起こります。子猫は生まれるときに母猫から免疫（移行抗体という抗体）を授かります。その移行抗体は3～5カ月齢で効果が無くなるので，その時期の子猫で発症がよくみられます。

Q どのような動物に感染しますか

A 飼い猫，ライオンなどのネコ科動物，ミンク，アライグマなどに感染します。犬には感染しません。

Q どのように感染するのですか

A 感染した猫の糞や吐物などの排泄物の中や，それに汚染された食器やケージなどの表面にウイルスが存在します。それらのウイルスが口から入ったり，鼻から吸い込んで喉の奥にとりついてしまうことで感染します。

3～5カ月齢の時期の子猫で発症がよくみられる

元気が無くなる，発熱，嘔吐，下痢など

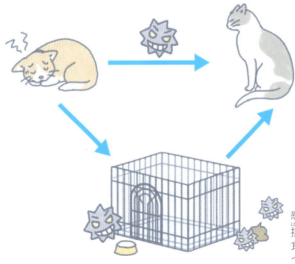

感染猫の糞や吐物などの排泄物と，それに汚染された食器やケージなどの表面にウイルスが存在

体内に入ったウイルスは、喉の奥のリンパ組織で一度増殖してから、血液に乗って全身をまわります。ウイルスは細胞分裂が活発な組織（骨髄、小腸など）をターゲットにする傾向があります。骨髄は血液細胞をつくる場所ですので、ここでウイルスが増えると細胞作りが邪魔されてしまうため、血液細胞の1つである白血球の数が少なくなってしまいます。また、小腸でウイルスが増えると粘膜が広範囲にわたり深いところまで壊されてしまうので、出血性の下痢がみられます。

Q どのような症状になるのですか

A　突然元気が無くなり、発熱や嘔吐、下痢を起こし、ひどくなると脱水がみられます。また、血液を採って検査してみると、白血球の数が少なくなっています。重症ではショック状態、敗血症※1、播種性血管内凝固(DIC)※2、低体温などがみられ、最終的に死亡することがありますが、これは猫汎白血球減少症ウイルスによる細胞の破壊が直接の原因ではありません。ウイルスによって壊された腸粘膜に後から侵入する"腸内細菌"が悪さをすることによって死亡します。そのため、治療しだいでは病気から回復させることも可能です。

※1　敗血症…全身で炎症反応が起こる状態のこと
※2　播種性血管内凝固(DIC)…通常は出血箇所で起こる血液凝固反応が
　　全身の血管内で異常に起こることで血小板が少なくなってしまい、
　　出血しやすい状態を引き起こす病態のこと
1も2も、いずれも生命の危険がある重症な状態

ウイルスが傷つけた腸粘膜から、細菌が侵入して悪さをはたらき、重症化する

妊娠した猫が感染すると…

妊娠した猫が感染すると、胎子が侵され、死流産が起こることがあります。子猫が生まれたとしても、免疫力が弱かったり、小脳の発育の遅れなどの奇形により上手く体が動かせない（運動失調）などの症状がみられ、自力でごはんを食べることができずに衰弱してしまいます。

生まれてきて2週間ほどの新生猫が感染した場合にも、同じような症状が起こる危険性があります。

Q どうしたら感染したかわかるのですか

A　まず、ワクチンを打っているかどうかを確認します。ワクチンを接種して十分日数が経過している場合には、感染の可能性は低いかもしれません。次に、嘔吐や下痢、発熱などの特徴的な症状があるかを確認します。その上で、血液検査で白血球の数が少なくなっていれば、猫汎白血球減少症と暫定的に診断されます。

より確実に診断するためには、糞などの排泄物の中にウイルスが出て来ていることを確認します。この検査は病院内で診断キットを用いて行うか、または検査機関に依頼します。

Part Ⅱ　猫の感染症

Q どうしたら治せるのですか

猫汎白血球減少症は特に子猫では重篤になるので入院が必要です※。感染が疑われた段階ですぐに治療を開始する必要がありますが，同時に，感染力がとても強いため，ほかの動物にうつさないような衛生管理(隔離など)が必要となります。

ウイルスそのものに効く薬は無いため，症状に対して治療が行われます(対症療法)。具体的には乳酸菌製剤や整腸剤などの胃腸薬，食事療法(消化の良いフード)，脱水があれば点滴，抗菌薬による細菌の二次感染の予防，さらに必要があれば輸血を実施します。

子猫が典型的な症状を出している場合は，75～90％は症状が悪化し死亡してしまいますので，特に集中した治療が望まれます。大体の目安ですが，症状が出てから5日間，看護と治療を続けて生き長らえれば，血液中に抗体が作られるようになり，回復が期待できます。

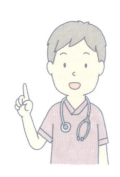

※隔離できないなど設備の問題や，ほかの入院動物の状況などにより入院できない場合があります

Q 予防はできるのですか

ワクチン接種が有効で，猫の3種混合ワクチンで予防できます(ほかの2種は猫カリシウイルスと猫ヘルペスウイルス)。3種混合ワクチンは猫において重要な感染症から守るためのワクチンであることから「コアワクチン」といって，すべての猫がワクチン接種するよう推奨されています。

また，猫が外で感染するリスクを回避するためにも，ワクチン処置が済んでいない猫は屋外に出さないことも重要です。飼い主が外でほかの猫と触れ合って帰宅した場合，その手で飼っている猫を触ってうつしてしまうことが無いよう，手をよく洗うことも大切でしょう。

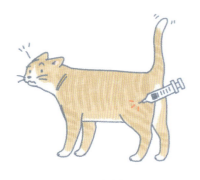

パルボウイルスは催奇形性(小脳などに奇形を起こす)のウイルスなので，妊娠猫や生後4週齢以下の新生猫への生ワクチンの接種は推奨されない

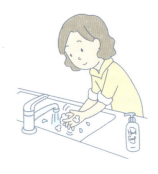

外でほかの猫を触ったりした場合には飼い主が家にウイルスをもち込まないよう，手洗いをしっかりする

注意点

ウイルスの消毒法

猫汎白血球減少症ウイルスは感染した猫の排泄物中に排出されますが，非常に頑丈なウイルスで，感染力をもったまま何カ月間も生存しています。アルコールなどの通常の消毒薬では死なないため，汚染された場所や器物は塩素系の消毒薬や熱湯でしっかりと消毒する必要があります。

ノロウイルスの対策で使われる方法と同じで，吐物や下痢便で汚染したところに新聞紙やペーパータオルをかぶせ，その上から水道水で30倍に希釈した家庭用の塩素系漂白剤（ブリーチやハイターなど）をかけて1時間ほど放置します。糞や吐物などの有機物が無ければ，10分ほどの短時間で死滅するといわれています。

多頭飼いでは感染拡大しやすい

多頭飼いなどで感染猫が発見された場合には，部屋を分けるなどして確実に隔離飼育しなければなりません。

また，ウイルスで汚染されたケージや食器の取り扱いを介して，ほかの猫に感染させることがないよう，慎重に消毒などを行うようにします。消毒の後に日なたで紫外線に当てるのも良いでしょう。ウイルスは飼い主の衣服や手を介してもうつりますので，最初は健康な猫，そのあとに感染した猫の世話をするなど工夫します。

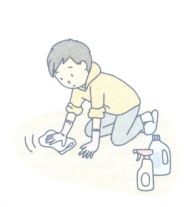

汚染された場所は，塩素系の消毒薬で消毒する

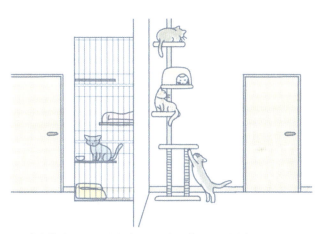

感染猫が発見された場合には，部屋を分けるなどして確実に隔離する

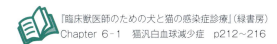

『臨床獣医師のための犬と猫の感染症診療』（緑書房）
Chapter 6-1　猫汎白血球減少症　p212～216

6-2 猫カリシウイルス感染症

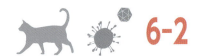

原因	猫カリシウイルスというウイルスによる，おもに呼吸器症状を示す感染症
症状	鼻水，くしゃみ，目やに，口の中や舌の水疱や潰瘍，関節の炎症，肺炎など
予防	ワクチンの接種。ただし，100％予防できるものではない
特徴	感染した多くの猫は長いあいだウイルスを排出し続け（ウイルスキャリア），ほかの猫への感染源となる

Q 猫カリシウイルス感染症の原因とは

A 猫カリシウイルスというウイルスが感染することによって起こります。

Q どのような動物に感染しますか

A ネコ科動物だけが感染すると考えられています。

Q どのように感染するのですか

A 感染した猫のくしゃみや鼻水の中，それに汚染された食器やケージなどの表面にウイルスが存在します。そのウイルスが口から入ったり，鼻から吸い込んでしまうことで感染します。

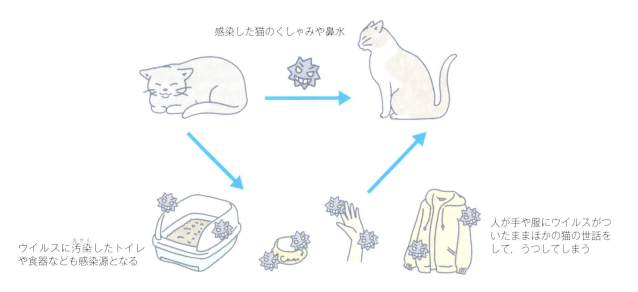

感染した猫のくしゃみや鼻水

ウイルスに汚染したトイレや食器なども感染源となる

人が手や服にウイルスがついたままほかの猫の世話をして，うつしてしまう

また，部屋の換気が不十分だとウイルスを含んだ分泌液が空気中を舞ってしまい，比較的に近くにいる猫がそれを吸い込むことでも感染します。人が，手や服にウイルスがついたままほかの猫の世話をしてうつしてしまうことも多いため注意が必要です。

　侵入したウイルスは，鼻や気管の粘膜で増殖して炎症を起こします。ほとんどの猫は症状が収まって回復しますが，10～40％の猫は1カ月以上，もしくは一生にわたりウイルスをもち続ける「ウイルスキャリア」という状態になり，ほかの猫への感染源となります。

Q どのような症状になるのですか

A　無症状の場合もありますが，多くは，鼻水，くしゃみ，目やに，口の中や舌の水ぶくれ（水疱）や重度なただれ（潰瘍）などがみられます。また，歩き方がおかしいなど運動機能の障害（跛行），さらに肺炎などを起こすこともあります。

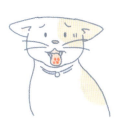
口の中や舌の水ぶくれ（水疱）や重度なただれ（潰瘍）

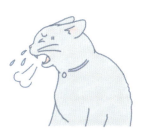
鼻水，くしゃみ，目やにゃなど。肺炎を起こすこともある

猫の呼吸器感染症「キャットフル」

　猫の呼吸器に症状を起こす感染症（いわゆる猫の風邪）は「キャットフル」と呼ばれ，その中でも重要な病原体は，猫カリシウイルス，猫ヘルペスウイルス，猫クラミジア，気管支敗血症（ボルデテラ）菌の4つです。この4つは単独で感染しても症状を起こしますが，たいていの場合，いくつかが重複して感染し，病状を複雑にしています。

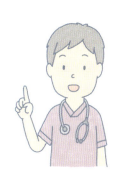

どうしたら感染したかわかるのですか

 前のページで解説したとおり，呼吸器感染症は多くの場合，いろいろな病原体が重複して感染（混合感染）していることが多いです。そのため，病原体をすべて鑑別するのは難しいのですが，まずは特徴的な症状から疑っていきます。

キャットフルの症状による鑑別

※あくまで参考であり，必ずしも表の症状に一致するとは限りません。

	猫カリシウイルス	猫ヘルペスウイルス	猫クラミジア菌	気管支敗血症菌
全身の倦怠感	○	◎	○	○
くしゃみ	○	◎	○	○
結膜炎	○	○	◎	×
目やに・涙	○	◎	◎	○まれ
角膜炎	×	○	×	×
よだれ	○	○	×	×
鼻水	○	◎	○	○
口の中の水ぶくれ・ただれ	◎	○	×	×
咳	×	○まれ	×	○
肺炎	○	○まれ	○気がつかないことが多い	○
歩行異常（跛行）	○	×	×	×

赤字：特徴的　◎：よくみられる　○：みられる　×：あまりみられない

　原因を確定するには，口や鼻腔の中のぬぐい液を検査機関に提出し検査します。ただし，過去に感染しウイルスキャリアとなった猫は，ウイルスを排出していたり，抗体が陽性となっている場合があるので，今みられる症状が猫カリシウイルスによるものかどうかは解釈が難しいことがあります。

 どうしたら治せるのですか

 治療には，インターフェロンという抗ウイルス効果・免疫の力を補助する薬，点眼薬などを使います。また，細菌が同時に感染していることがあるため，抗菌薬もあわせて使うことがあります。そのほか，栄養補給や必要に応じて吸入器による治療，点滴などを行います。

　ただの風邪だからと放置せず動物病院で治療を受ければ，死亡することはありません。

予防はできるのですか

ワクチンの接種

　猫の3種混合ワクチンがあります(ほかの2種は猫汎白血球減少症ウイルスと猫ヘルペスウイルス)。この3種のウイルス感染症は猫において重要な感染症であることから,それを防ぐワクチンを「コアワクチン」といって,すべての猫が接種をするよう推奨されています。しかし,ワクチンは猫カリシウイルスの感染を100%予防できるものではありません。ワクチン接種をしておけば感染しても症状が軽くて済むという性質のワクチンで,効果が無い場合もあります。

飼育環境を整える

　最も重要なのは感染させないことなので,できることなら屋外に出さない,屋外にいる猫と接触させないことです。また,飼い主自身が感染源とならないよう,感染した猫や外の猫を触ったり世話をした場合はよく手を洗い,服を着替えることも重要です。さらに多頭飼いでは感染がまん延してしまうため,換気をするなど衛生的な環境を心掛け,具合の悪い猫は動物病院でみてもらう,部屋を分けるなどの対応が必要です。

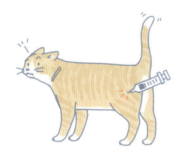

猫カリシウイルスの感染を100%予防できるものではないが,症状が軽く済むかもしれないこと,ほかの重要な感染症を予防する目的から,3種混合ワクチンの接種は重要

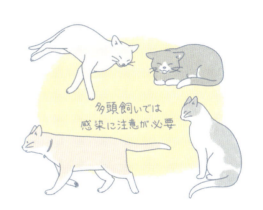

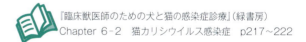

『臨床獣医師のための犬と猫の感染症診療』(緑書房)
Chapter 6-2　猫カリシウイルス感染症　p217〜222

6-3 猫ウイルス性鼻気管炎

原因	猫アルファヘルペスウイルス1（猫ウイルス性鼻気管炎ウイルス）というウイルスによる呼吸器の感染症
症状	鼻水，くしゃみ，目やに，結膜炎など
予防	ワクチンの接種
特徴	感染した猫は生涯にわたってウイルスを体内にもち続け（潜伏感染），再発をくり返したり，ほかの猫への感染源となる

Q 猫ウイルス性鼻気管炎の原因とは

A 猫アルファヘルペスウイルス1（別名，猫ウイルス性鼻気管炎ウイルスともいいます。以下は猫ヘルペスウイルスと省略して記載します）というウイルスが感染することによって起こります。

猫の呼吸器に症状を起こす感染症，いわゆる猫の風邪は「キャットフル」と呼ばれ，その中でも重要な病原体は，猫ヘルペスウイルス，猫カリシウイルス，猫クラミジア，気管支敗血症（ボルデテラ）菌の4つです。この4つは単独で感染しても症状を起こしますが，たいていの場合，いくつかが重複して感染する混合感染です。猫ヘルペスウイルスは，これらの中では最も症状が重くなります。

Q どのような動物に感染しますか

A ネコ科動物だけが感染します。

Q どのように感染するのですか

A 感染した猫のくしゃみや鼻水，それに汚染された食器やケージなどの表面にウイルスが存在します。そのウイルスが口から入ったり，鼻から吸い込んでしまうことで感染します。

鼻や口から侵入したウイルスは，鼻や口，気管・気管支など空気の通り道である気道の粘膜を破壊し，炎症を起こします。

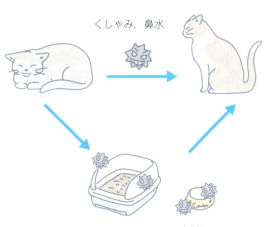

感染猫のくしゃみや鼻水などに汚染された食器やケージなどの表面にウイルスが存在

どのような症状になるのですか

くしゃみや鼻水, 目やに, 結膜炎などの症状がみられます。ほかの病原体に感染（混合感染）していなければ, 普通は2～3週間程度で回復します。

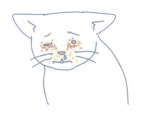

鼻水や目やに・結膜炎で顔が汚れた印象になる。
子猫では症状がひどくなりやすい

しかし, ウイルスは感染した粘膜から神経へと入り込んでおり, おもに三叉神経という神経をつたわって脳にたどり着いたところで, いったん神経細胞の中に隠れてしまいます（潜伏感染）。

そのため, 症状が無くなったとしても, ストレスなどを受けると免疫が弱まり, 隠れ潜んでいたウイルスは再活性化して神経をつたわって気道粘膜へ移動, そこで増殖して細胞を破壊し, ウイルスを外へ排出するようになります。すると, また鼻水が出たり, 結膜炎などの症状をくり返すのです。このようにして, いちどヘルペスウイルスに感染した猫はウイルスを生涯体の中にもち続けることになります。

妊娠している猫が感染すると流産の危険性が高まります。また, 体温調節が上手にできない生まれたばかりの猫が感染すると, 全身感染を起こし死亡する危険性が高まります。

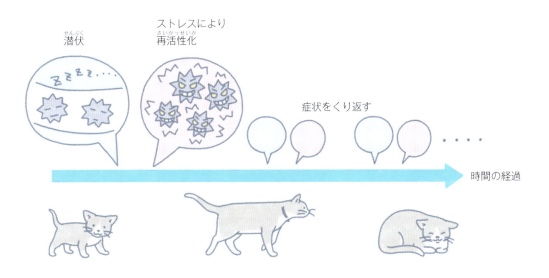

いちどヘルペスウイルスに感染した猫はウイルスを生涯体の中にもち続け, ストレスなどを受けると隠れ潜んでいたウイルスが再活性化する

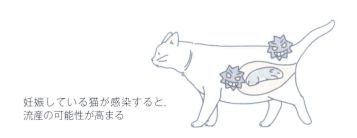

妊娠している猫が感染すると, 流産の可能性が高まる

Part Ⅱ　猫の感染症

Q どうしたら感染したかわかるのですか

A　呼吸器感染症は多くの場合，いろいろな病原体が重複して感染（混合感染）していることが多いです。そのため診察時に病原体を鑑別するのは難しいのですが，まずは，くしゃみや鼻水，目やに，結膜炎などの特徴的な症状から疑っていきます（ほかの感染症との鑑別については「6-2 猫カリシウイルス感染症」p96 の表も参照）。

原因を確定するには，口や鼻腔の中のぬぐい液を検査機関に提出し検査します。しかし，検査で猫ヘルペスウイルスがいるという結果が出たとしても，過去に感染した猫ヘルペスウイルスがほかの病気などのストレスにより増えていたり，ほかのウイルスや細菌にも一緒に感染していたりすることがあるので，今の症状を起こしている本当の原因かどうかの判断は難しいことがあります。そのため，できればほかの感染症についても同時に検査を受けた方が良いでしょう。

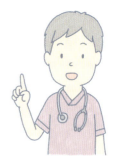

Q どうしたら治せるのですか

A　いちど感染すると，治療によりウイルスを体内から完全に無くすことはできません。

目の症状に対してはヘルペスウイルスに効果のある点眼薬を使います。細菌が同時に感染している可能性がある場合は，抗菌薬を併用します。そのほか，栄養補給や，必要に応じて吸入器を用いた治療，点滴などを行います。

人医療用の抗ヘルペス薬もありますが，猫ヘルペスウイルスに効果があるかははっきりとはわかっていません。

Q 予防はできるのですか

A　猫の3種混合ワクチンがあります（ほかの2種は猫汎白血球減少症ウイルスと猫カリシウイルス）。猫において重要な感染症を予防するワクチンであることから「コアワクチン」といって，すべての猫がワクチン接種をするよう推奨されています。

ワクチンは猫ヘルペスウイルスの感染を100％予防できるものではありません。接種をしておけば感染しても症状が軽くて済むというワクチンです。また，すでに潜伏感染しているウイルスに効果はありません。しかし，ウイルスの再活性化による発症を防ぐことが期待されるので，すでに感染していたとしてもワクチン接種はするべきです。

換気をするなど衛生的な環境を心掛け，特に多頭飼いでは猫にストレスがかからないよう配慮し，症状をくり返したり悪化することがないようにしなければなりません。

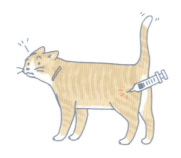

ワクチン接種は重要！

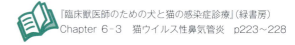

『臨床獣医師のための犬と猫の感染症診療』（緑書房）
Chapter 6-3　猫ウイルス性鼻気管炎　p223〜228

6-4 猫白血病ウイルス感染症

- **原因** 猫白血病ウイルス(FeLV)というウイルスによる感染症
- **症状** 症状は白血病やリンパ腫などの腫瘍, 貧血などさまざまであり, 予後は不良
- **予防** 室内飼いにする, ワクチンの接種(ただし, 100%予防できるものではない)
- **特徴** 屋外に出る猫や同居猫が感染している場合は, 感染するリスクが高いので注意が必要

Q 猫白血病ウイルス感染症の原因とは

A 猫白血病ウイルスというウイルスが感染することによって起こります。

Q どのように感染するのですか

A 感染した猫の唾液, 糞, 尿, 鼻水, 母乳にウイルスが含まれます。そのウイルスが口に入ったり, 鼻から吸い込んだりしてしまうことで感染します。特に, 猫同士で舐め合うなど濃厚に接することや, 食事・食器を共有することで感染してしまう恐れがあります。

屋外に出る猫や, 同居猫が感染している場合は感染するリスクが高いので注意が必要です。

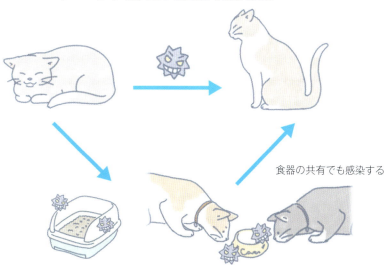

感染猫の唾液, 糞, 尿, 鼻水, 母乳にウイルスが含まれる。グルーミングで舐め合うなど濃厚な接触で感染

食器の共有でも感染する

感染猫の唾液, 糞や尿などの排泄物とそれに汚染された食器やケージなどの表面にウイルスが存在する

Part Ⅱ　猫の感染症

 どのような症状になるのですか

　猫白血病ウイルスが猫の体内へ侵入した場合，「免疫がはたらきウイルスを撃退できる」ケースと，「免疫のはたらきが不十分で感染してしまう」ケースに分けられます。
　感染が成立してしまうと，免疫が低下することにより慢性鼻炎，白血病やリンパ腫などの腫瘍，貧血など，さまざまな症状がみられるようになります。どのような症状が発症するかは予測ができません。また，これらの症状がみられた場合には"予後不良"です。

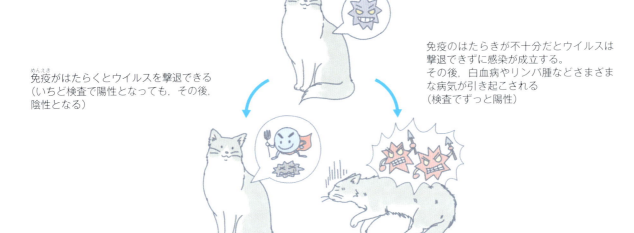

免疫がはたらくとウイルスを撃退できる
（いちど検査で陽性となっても，その後，陰性となる）

免疫のはたらきが不十分だとウイルスは撃退できずに感染が成立する。
その後，白血病やリンパ腫などさまざまな病気が引き起こされる
（検査でずっと陽性）

 どうしたら感染したかわかるのですか

　血液を採取し，院内で検査をすることで診断できます。ただし，ウイルスが感染しているにもかかわらず陰性という結果が出る場合があります。そのため，猫白血病が疑わしいけれど結果が陰性のときは，一定期間をあけて再検査を行ったり，血液や骨髄を検査機関に提出し特殊な検査をすると診断がつくケースもあります。

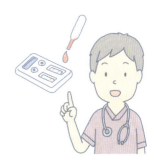

 どうしたら治せるのですか

　治療法はありません。白血病やリンパ腫などの腫瘍，貧血など何かしらの症状を発症している場合には，それぞれの症状に対して対症療法を行います（例として腫瘍であれば抗がん治療，貧血に対しては輸血など）。
　また，抗ウイルス療法といって，免疫を強化するインターフェロン製剤や，人のHIVの治療でも使用されるアジドチミジンなどの抗ウイルス薬を使うと，症状の良化や延命効果がみられたという報告もあります。

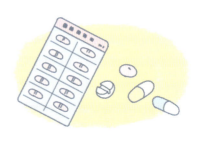

感染しているけれどまだ症状がみられない場合

　猫白血病ウイルスに感染していることが判明したら，見かけ上健康であってもいつ症状を発症するかわかりませんので，次のようなことに気をつける必要があります。

● 猫白血病ウイルス感染症では猫エイズのように免疫のはたらきが低下することがあるので，ほかのウイルスや細菌，寄生虫に感染する機会をつくらないよう，屋外へ出すことは控えます。また，加熱の不十分な肉を与えることも避けた方がよいでしょう。

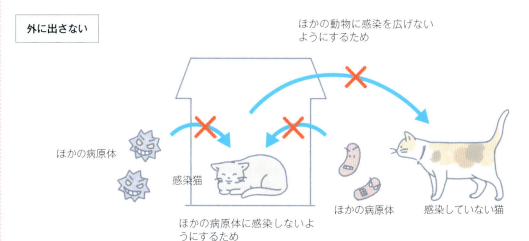

外に出さない

ほかの動物に感染を広げないようにするため

ほかの病原体

感染猫

ほかの病原体に感染しないようにするため

ほかの病原体

感染していない猫

● 症状が発症していないかを確認するために，動物病院で定期的に健康診断を受けるようにします。

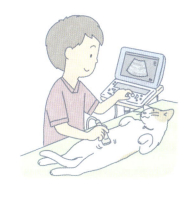

定期検診

症状がみられないときの定期検診は6カ月に1回以上が目安
※ただし，いつもと違う気になることがあれば，すぐに動物病院へ

● ほかのウイルス性疾患を予防するため，猫の3種混合ワクチン(猫ヘルペスウイルス，猫カリシウイルス，猫汎白血球減少症ウイルス)の接種を検討しましょう。ただし，猫白血病ウイルスに感染しているとワクチンの効果が十分に得られないことがあるため，場合によっては接種間隔を通常より短くすることもあります。ワクチンの接種については獣医師とよく相談しましょう。

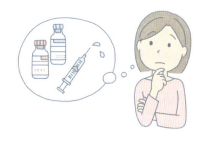

3種混合ワクチンの接種を検討する

Q 予防はできるのですか

A 外へ出さない

猫白血病ウイルスに感染していない猫は，室内で飼っている限り感染する機会はありません。そのため，猫を外へ出さないようにすることが予防策となります。

猫白血病ウイルスのワクチンを接種する

猫白血病ウイルスのワクチンもあるため，もし外へ出る場合には接種が推奨されます。ただし，接種しても完全には予防できないこと，すでに猫白血病ウイルスに感染している場合にはこのワクチンは接種できないことに注意が必要です。

環境の整備

猫白血病ウイルスは消毒薬や熱，乾燥に弱いため，環境清浄を徹底することも感染を広げないために重要となります。

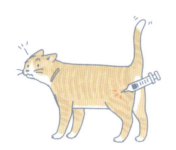
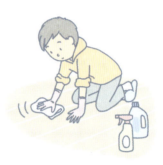

多頭飼いでの注意点

多頭飼いでは，すべての猫で猫白血病ウイルスの検査を行います。陽性の猫がいた場合には，隔離して飼うようにします。隔離していたとしても定期的に検査し，感染が広がっていないか確認することが推奨されます。

感染した猫は，腫瘍や貧血など，何らかの症状を発症して，最終的には助かりません。陽性の猫であっても症状の無い時期は元気なこともあり，つい「ほかの猫にはうつらないだろう」，「うつったとしても大したことはないだろう」と考えがちです。多頭飼いをするときは特に，未然に防げた感染で多くの猫を苦しめることがないよう，正しい知識をもって飼育しなければなりません。

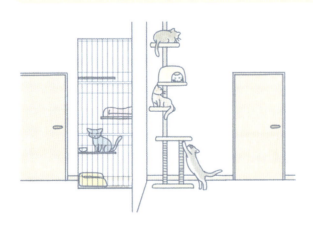

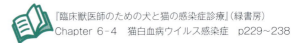
『臨床獣医師のための犬と猫の感染症診療』（緑書房）
Chapter 6-4　猫白血病ウイルス感染症　p229〜238

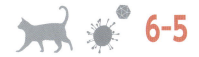

猫免疫不全ウイルス感染症

原因 猫免疫不全ウイルス(FIV)というウイルスによる感染症

症状 病気の経過は，急性期 → 無症候キャリア期 → 持続性全身性リンパ節症期 → エイズ関連症候群期 → エイズ期へとすすんでいく

予防 室内飼いにする

特徴 リンパ球の数が減り免疫のバランスが崩壊し始めると，さまざまな症状がみられる。経過が長いためエイズ期になる前に寿命をまっとうすることもある

Q 猫免疫不全ウイルス感染症(いわゆる猫エイズ)の原因とは

A 猫免疫不全ウイルスというウイルスが感染することによって起こります。

Q どのように感染するのですか

A 感染した猫の唾液，血液，母乳，精液にウイルスが含まれます。おもな感染経路は，猫同士のケンカによる咬傷で，傷口から唾液が入ることにより感染します。

猫免疫不全ウイルスのキャリア猫(ウイルスをもっている猫)はケンカの多い雄猫に多く，雌猫の2倍以上といわれています。雌猫は，交尾で感染するリスクだけではなく，交尾の際に雄猫に首を咬まれることによっても感染することがあります。また，屋外に出る猫は，室内飼育の猫の20倍も感染するリスクが高くなります。

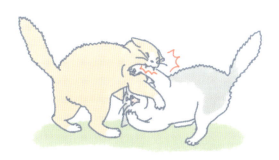

ケンカのときに傷口から感染猫の唾液が入ることがおもな感染経路

Part Ⅱ 猫の感染症

どのような症状になるのですか

 猫免疫不全ウイルス(ねこめんえきふぜん)に感染したとしても、必ず症状が出るわけではありません。感染した場合には、以下のような病期(経過)をたどります。

病期	特徴	症状	期間
1. 急性期	免疫によるウイルスへの攻撃が始まる前の、ウイルスが全身に広がる時期	元気や食欲の低下、発熱、リンパ節の腫れがみられ、その後は正常に戻る	数日から数カ月
2. 無症候キャリア期	免疫がウイルスへの攻撃を開始し、血液中のウイルスの量が減る(コントロールできている)時期	無症状	数年～生涯(この期間に寿命をまっとうする猫もいる)
3. 持続性全身性リンパ節症期	リンパ節で免疫が応答している時期	全身のリンパ節の腫れはあるが、症状は明確ではない	数カ月～1年
4. エイズ関連症候群期	免疫のバランスが崩れる時期	口内炎、歯肉炎、呼吸器の感染症、消化器症状など	数カ月～数年
5. エイズ期	免疫がはたらかない免疫不全という末期で、健康であれば感染しない細菌や寄生虫に感染しやすい	前期の症状に加え貧血、脳炎、腫瘍や体重の減少がみられ、日に日に衰弱する	予後不良

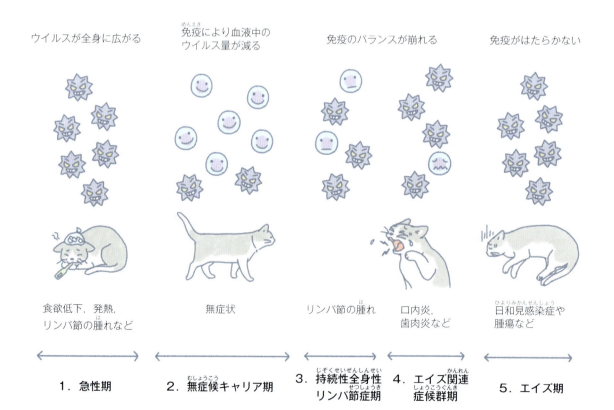

Q どうしたら感染したかわかるのですか

A 血液を採取し，院内で検査することで診断できます。ただし，ウイルスが感染しているにもかかわらず陰性という結果が出る場合もあります（感染が成立し抗体（こうたい）ができるまでに約1〜2カ月程度かかるため，そのあいだに検査をした場合には陰性になってしまいます）。感染の可能性がある猫では，時間をあけて再度検査を行うようにします。

そのほか，血液を検査機関に提出し検査をする方法があります。

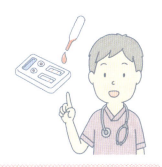

陽性の検査結果の解釈

院内の血液検査で結果が陽性の場合，以下のケースが考えられます。
1）感染しているため，治療や経過観察が必要になります。
2）子猫で検査をした場合，母猫が感染していると子猫も陽性となることがあるため，6カ月齢以上になったときに再検査を行うようにします。
3）猫免疫不全（ねこめんえきふぜん）ウイルスのワクチンを接種した猫では抗体（こうたい）がつくられるため，陽性となることがあります。実際に感染しているのか，ワクチンによる影響なのかは，検査機関で血液を調べてもらうことで判定できます。

Q どうしたら治せるのですか

A 治療法はありません。できることとして，次のようなことが挙げられます。

ほかの感染症に注意する

猫免疫不全（ねこめんえきふぜん）ウイルス感染症では免疫のはたらきが低下するので，感染症にかかりやすくなります。そのため，ほかのウイルスや細菌，寄生虫に感染する機会をつくらないよう，屋外へ出すことは控えます。また，加熱の不十分な肉を与えることも避けた方がよいでしょう。

対症療法（たいしょうりょうほう）

エイズ関連症候群期（かんれんしょうこうぐんき）以降にみられる症状に対しては，口内炎は抗炎症薬，細菌性の膀胱炎は抗菌薬など，それぞれの症状に応じた治療を行っていきます。

抗ウイルス薬

人のHIV感染と同じように，ウイルスに対して抗ウイルス薬を使うことは一定の効果が期待されますが，猫では今のところ治療法としてきちんと確立していないのが現状です。

定期的な健康診断を受けましょう

猫免疫不全ウイルス感染症は，病気の時期によりみられる症状が違います。定期的に健康診断を受け，猫が今どのような病期にあるのかをモニタリングしていくことが重要です。

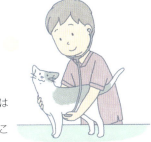

症状がみられないときの定期検診は
6カ月に1回以上が目安
※ただし，いつもと違う気になることがあれば，すぐに動物病院へ

予防はできるのですか

 外へ出さない

猫免疫不全ウイルスに感染していない猫は，単独で室内飼いをしている限り感染する機会はありません。そのため，猫を外へ出さないようにすることが予防策となります。

猫免疫不全ウイルスのワクチンを接種する

感染の恐れのある猫には猫免疫不全ウイルスのワクチンも利用可能ですが，接種しても完全には予防できない場合があるので注意が必要です。

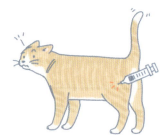

多頭飼いでの注意点

多頭飼いでは，すべての猫で猫免疫不全ウイルスの検査を行います。陽性の猫がいた場合には，隔離して飼うようにします。

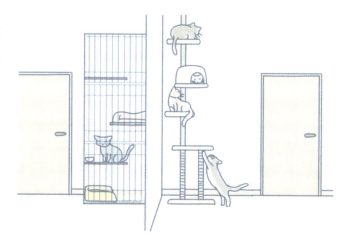

人にはうつるのですか？

人のエイズはヒト免疫不全ウイルス(HIV)，猫のエイズは猫免疫不全ウイルス(FIV)が原因ウイルスです。

猫免疫不全ウイルスが人へうつることはありません。同様に，ヒト免疫不全ウイルスが猫へうつることもありません。

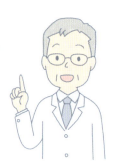

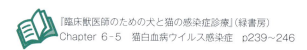
『臨床獣医師のための犬と猫の感染症診療』(緑書房)
Chapter 6-5　猫白血病ウイルス感染症　p239〜246

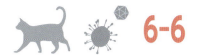

猫コロナウイルス性腸炎

原因 猫腸内コロナウイルスというウイルスによる腸の感染症

症状 軽度の下痢や嘔吐などがみられることもあるが，ほとんどの場合は無症状（不顕性感染）

予防 ワクチンはない。感染しないような環境をつくることが必要

特徴 このウイルスは感染している猫の腸管内で変化し，高い致死率の「猫伝染性腹膜炎」を引き起こすウイルスになることがある（p111～113を参照）

Q 猫コロナウイルス性腸炎の原因とは

A 猫腸内コロナウイルスというウイルスが感染することによって起こります。

Q どのような動物に感染しますか

A 猫や野生のネコ科動物（ツシマヤマネコ，チーターなど）が感染します。犬も感染することがあります。

Q どのように感染するのですか

A 感染した猫の糞や，それに汚染された食器やケージなどの表面にウイルスが存在します。そのウイルスが口に入ったり，鼻から吸い込まれた後，ウイルスは消化管を下って行って，おもに小腸に感染します。

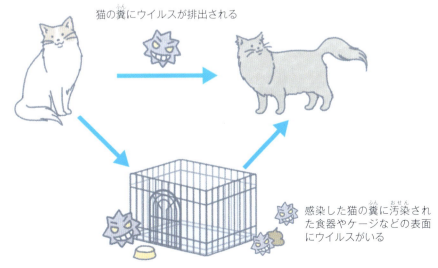

猫の糞にウイルスが排出される

感染した猫の糞に汚染された食器やケージなどの表面にウイルスがいる

Part Ⅱ 猫の感染症

Q どのような症状になるのですか

A　軽度から中程度の下痢や嘔吐がみられることがありますが，ほとんどの場合は症状に気がつくことはありません。

怖くない感染症が，怖い感染症になるかも！？

猫腸内コロナウイルスは，症状が軽く感染しても生死にかかわる問題とはなりません。しかし，ストレスなどが引き金となり，免疫力の中でも特にリンパ球という細胞が関与する細胞性免疫の力が弱まると，猫の体の中に感染している猫腸内コロナウイルスが「猫伝染性腹膜炎ウイルス」という恐ろしいウイルスに変化してもそれを抑えることができなくなり，猫伝染性腹膜炎という重篤な状態に進行することがあるといわれています。この猫伝染性腹膜炎は確実な治療法がないため，非常に致死率の高い怖い感染症です（6-7 猫伝染性腹膜炎 p111〜113 も参照）。

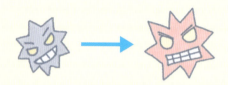

猫腸内コロナウイルスは猫伝染性腹膜炎ウイルスに変化することがあり，免疫の力が弱まると，これを抑えられなくなる

Q どうしたら感染したかわかるのですか

A　普通は確定診断は不要ですが，「猫腸内コロナウイルスに感染しているか知りたい」という場合には，便を検査機関に提出し検査します。

Q どうしたら治せるのですか

A　猫腸内コロナウイルスに効果のある薬はありません。下痢や嘔吐が激しい場合はその症状を落ち着かせるための対症療法を行いますが，栄養補給と脱水予防が最も大切です。

Q 予防はできるのですか

A　ワクチンはありません。そのため，感染しないような環境をつくることが必要となります。
　もし多頭飼いの場合に，その中にウイルスに感染している猫が1頭でもいれば，同居するほかのすべての猫は感染していると考えてよいほど，感染が広がりやすいウイルスです。理想的には，まだ感染していない猫は感染している猫とは別の空間で飼うなど，接触しないようにするべきでしょう。
　また個別に管理されている猫でも，猫伝染性腹膜炎の発症の要因をつくらないよう，ストレスのかからないような環境を整えることが大切です。

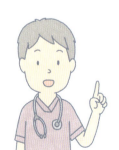

『臨床獣医師のための犬と猫の感染症診療』（緑書房）
Chapter 6-6　猫コロナウイルス性腸炎　p247〜251

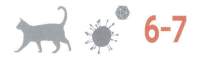

猫伝染性腹膜炎（FIP）

原因 猫伝染性腹膜炎ウイルスというウイルスによる感染症

症状 腹や胸の中に液体が溜まる，発熱，体重が減る，目や脳に異常が起こる，腎臓や肝臓が悪くなるなど，全身症状の悪化。発症するとほぼ死亡する

予防 ワクチンはない。できるだけストレスのかからない環境で生活する

特徴 猫腸内コロナウイルスに感染している猫の体の中で，猫腸内コロナウイルスが「猫伝染性腹膜炎ウイルス」に変化すると考えられ，ストレスにより免疫力が低下し全身に感染が広がっていくと発症する

Q 猫伝染性腹膜炎（FIP）の原因とは

A 猫腸内コロナウイルスが変化して発生する"猫伝染性腹膜炎ウイルス"が原因です。

猫腸内コロナウイルス自体は強い症状を起こすことはないため健康上の大きな問題となりません。このウイルスは増殖するたびに遺伝子が変異しやすく，その変異が重なっていった結果「猫伝染性腹膜炎ウイルス」になると考えられています。このウイルスは猫の命を脅かす非常に恐ろしいウイルスです。

飼育環境の悪化によるストレス，あるいは猫白血病ウイルスや猫免疫不全ウイルスの感染が原因で免疫力（特にリンパ球などの関与する細胞性免疫の力）の低下が起こると，変異により出現した猫伝染性腹膜炎ウイルスを抑えることができなくなり，体内で感染が広がっていきます。

Q どのように感染するのですか

A はじめに猫腸内コロナウイルスに感染し，何度もくり返して腸に感染，あるいは持続感染しているうちに猫伝染性腹膜炎ウイルスができて，猫伝染性腹膜炎（FIP）を発症します（6-6猫コロナウイルス性腸炎 p109～110 も参照）。猫伝染性腹膜炎ウイルスは基本的に感染した猫の体の外には出ていかないため，まわりにいる猫に感染が広がることはないといわれています。

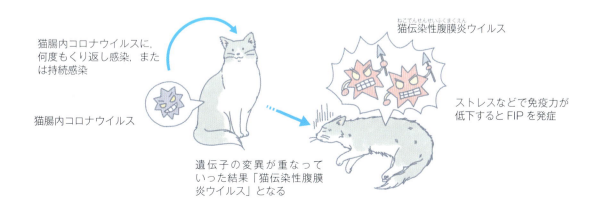

Q どのような症状になるのですか

A 症状は，発熱，体重が減る，腹や胸に液体が溜まり肺が圧迫されることで呼吸困難が起こる，目や脳に異常が起こる，腎臓や肝臓が悪くなるなど，さまざまです。臨床症状にこれといった特徴はありません。

液体が溜まる症状のタイプを滲出型 FIP といい，液体は溜まらず，おもに腎臓や肝臓などの臓器に"しこり"をつくるなどの異常を起こすタイプを非滲出型 FIP といいます。

滲出型 FIP の方が早く進行し，非滲出型 FIP は早期に治療をはじめた場合には 1 年ほど延命することができますが，どちらもいちど発症してしまうと，助かりません。

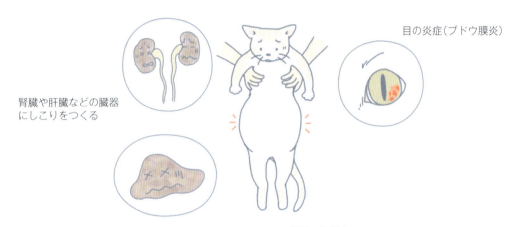

腎臓や肝臓などの臓器にしこりをつくる

目の炎症（ブドウ膜炎）

腹や胸に液体（腹水，胸水）が溜まる

猫伝染性腹膜炎（FIP）の発症には免疫が関係している

猫伝染性腹膜炎ウイルスにより FIP を発症するかどうかは，猫の免疫力が関係しており，ストレスや，免疫のシステムを破壊する猫白血病ウイルスや猫免疫不全ウイルスなどの感染が発症の引き金になります。そのときの猫の免疫状態によって，①細胞性免疫の力が強い＝発症しない，②細胞性免疫の力が少し低下している＝非滲出型 FIP，③細胞性免疫の力が著しく低下している＝滲出型 FIP，のどのパターンに進むかが決まります。

Q どうしたら感染したかわかるのですか

A 猫伝染性腹膜炎（FIP）の確定診断は非常に複雑です。疑わしい症状がみられる場合，一般的な血液検査，コロナウイルス抗体検査，猫伝染性腹膜炎ウイルス遺伝子検査，腹や胸に溜まった液体を調べる検査，尿の検査，糞の検査，レントゲンや超音波検査，臓器の生検（臓器の一部を採って顕微鏡で詳しくみる）などを行います。

100％確定できる検査法がないため，さまざまなチェック項目や検査結果から，総合的に FIP であると判断しているのが現状です。特に若い猫で，お腹に水が溜まり，コロナウイルスに対する抗体が高い場合は，FIP の疑いが強いと判断して看護や対症療法を開始し，遺伝子検査やほかの原因を否定する検査を進めていきます。

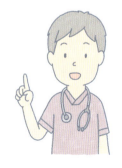

Q どうしたら治せるのですか

A 　治療法はありません。そのため，症状を和らげたり，できることを試すことしかできないのが現状です。
　腹や胸に液体が溜まり肺が圧迫されて呼吸が苦しそうであれば，腹や胸に針を刺してその液体を抜きます。猫伝染性腹膜炎は免疫力が弱かったり，感染後の症状自体は逆に免疫が過剰に反応したりすることも関係して起こるため，免疫を補助する薬や，免疫を抑制する薬（ステロイドなど）が使われます。また，二次感染に対して抗菌薬を投薬することもあります。

 Q 予防はできるのですか

A 　猫伝染性腹膜炎（FIP）のもともとの原因である「猫腸内コロナウイルスの感染を避けること」が最も重要です。しかしこのウイルスは，ほとんどの子猫が母親や周囲の猫からウイルスをもらってしまうこと，猫の集団の中ではまん延していること，1度回復しても再感染しやすいこと，あるいは感染が長期にわたり持続するなどの理由で，予防が難しいのも事実です。
　したがって，ほかの猫から徹底して隔離飼育するなどの方法で猫腸内コロナウイルスに感染する危険性を回避できない場合には，できるだけ「免疫力が低下するような原因を取り除く」ことが予防のポイントとなります。例えばストレスのかかりやすい多頭飼育やペットホテルなど預かり施設への宿泊，屋外への出入りが自由なスタイルの飼育は避けるべきでしょう。
　なお，コロナウイルスはほかの動物（例えば犬）のコロナウイルス種と交雑して（遺伝子が混じり合って）より増えやすいウイルスに変化することもあるので，犬などの動物との接触を制限することもリスクを下げる効果があります。

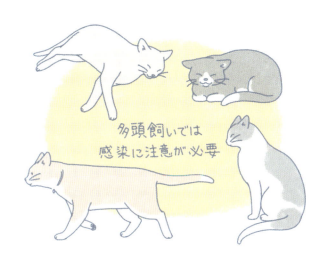

猫の多頭飼育では，
・それぞれの猫が安心して過ごせる自分だけのプライベートな場所を確保できていること（理想は1頭あたり1部屋）
・行きたい場所にほかの猫に邪魔されずに行けるルートがあること（複数のルートの確保）
・トイレ，食事などの必要なものは猫の数プラス1つ用意されていること
などが，ストレスの少ない生活を送るために最低限必要な配慮

『臨床獣医師のための犬と猫の感染症診療』（緑書房）
Chapter 6-7　猫伝染性腹膜炎（FIP）　p252〜261

重症熱性血小板減少症候群(SFTS)

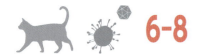

原因 重症熱性血小板減少症候群(SFTS)ウイルスというウイルスによる感染症

症状 発熱，食欲が無くなる，白血球減少，血小板減少，肝酵素上昇，黄疸など。猫は犬にくらべて重症化しやすく，死亡することが多い

予防 ワクチンはまだ開発されていないため，マダニに咬まれないようにすることで予防する

特徴 人にも感染する，人と動物の共通感染症。マダニがSFTSウイルスを媒介している

Q 重症熱性血小板減少症候群(SFTS)の原因とは

A 重症熱性血小板減少症候群(SFTS)ウイルスというウイルスが感染することによって起こります。

Q どのように感染するのですか

A SFTSは日本，中国，韓国で患者発生が確認されており，猫はおもにマダニという種類のダニに咬まれることで感染すると考えられています。

SFTSウイルスに感染しているマダニに刺咬されたシカやアライグマなどの野生動物は，SFTSに感染しています。野生動物にはマダニがたくさん寄生するので，まだSFTSウイルスをもっていないマダニたちも，その感染した野生動物を吸血することで感染してしまいます。そうして，SFTSウイルスをもったマダニが大量に増えていくと考えられます。

SFTSウイルスに感染したマダニが吸血するのは野生動物に限りません。ウシなどの家畜，猫や犬などのペット，さらには人を吸血することがあるため，マダニに咬まれたペットや人がSFTSウイルスに感染することがあります。

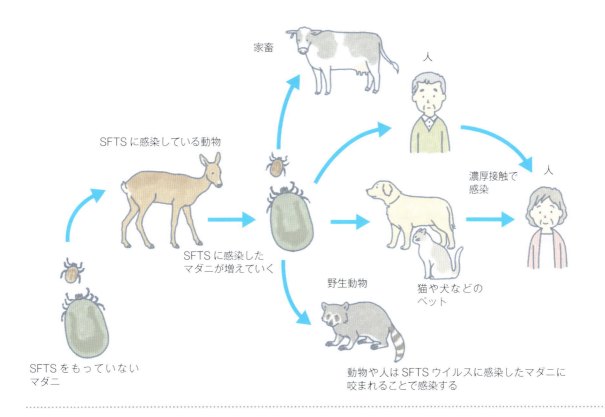

Q どのような症状になるのですか

A　2017年4月以降，SFTSを発症した猫が立て続けに報告されています。これまでに猫では80例の確定症例があり，うち約60％では死亡が確認されています。

　症状は，発熱，食欲が無くなる，下痢，てんかん様発作（意識の消失やけいれんなど），白血球の減少，血小板の減少，肝酵素の上昇，CPK（クレアチンキナーゼという酵素）の上昇，黄疸などがみられ，重症例では死亡しています。

　猫では発症後に高率で死亡していることから，犬と比較して重症化しやすいようです。

Q どうしたら感染したかわかるのですか

A　まだ，明確な診断基準はありません。しかし，これまでの報告から，外で生活する地域猫や外へ出かける飼い猫のようにマダニに咬まれる機会があり，発熱，白血球減少症，血小板減少症，食欲が無くなるなどの症状が認められ，入院の必要があるほど重症で，パルボウイルスによる感染症などの症状の類似する病気が否定された場合には，SFTSが疑われます。

　採った血液を専門の検査機関へ送り，特殊な検査をすることで診断します。

Q どうしたら治せるのですか

A　現時点では，猫のSFTSに対して治療法はありません。点滴などの対症療法（それぞれの症状に対する治療）を行います。

　SFTSは人にも感染し，たいへん致死率の高い感染症です。そのため人へ感染を広げないためにも，感染した動物は隔離し入院させる必要があります。このとき治療にあたる獣医師や看護師は手袋，マスク，ゴーグル，ガウンを着るなどして完全防護します。また，感染動物の排泄物にはウイルスがたくさん含まれている可能性があるので，慎重に処理しなければなりません。

Q 予防はできるのですか

A 現在のところワクチンはありません。そのため，現状ではウイルスを媒介するマダニに猫が咬まれないようにするため，外へ出さないこと，もし外に出るのであれば各種マダニ駆除薬で予防することが，SFTSウイルスの感染を防ぐのに最も効果的です。

マダニ駆除薬の投与

猫用の各種マダニ駆除薬が販売されていますので，定期的な投薬を心掛けます（1年を通した予防が理想的です）。これは猫を守るだけでなく，飼い主をはじめ，動物病院で働く獣医師や動物看護師，トリマーなど，特に動物と接する人をSFTSの感染から守ることにつながります。

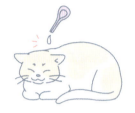

ブラッシングとマダニの除去

マダニは猫の体についても，すぐには咬みつかず，しばらくは体表を歩き回っています。そのため，猫が外から帰ってきた際のブラッシングもマダニを除去するのに有効です。

マダニがすでに咬みついている場合，強固にくっついていて取ることは困難です。マダニはさまざまな感染症をもっているため，素手で触ることは大変危険です。マダニをみつけたら，まずは動物病院に相談しましょう。

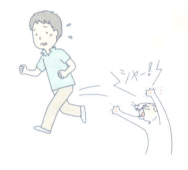

猫から人にうつる可能性があることが明らかになってきた

2016年に，SFTSが強く疑われる猫に咬まれた人が数日後にSFTSで死亡していたことが厚生労働省から発表されました。このような事案から，SFTSウイルスに感染し発症している猫の血液などの体液に直接触れたり，咬まれるなどしてしまった場合，「猫から人」への感染が起こる可能性があります。

人での症状と人同士での感染について

人では発熱，食欲が無くなる，吐き気，嘔吐，下痢，腹痛などの消化器症状が出現します。そのほか頭痛，筋肉痛や，意識障害，けいれんなどの神経症状，リンパ節の腫れなどがみられます。血液検査では血小板の減少，白血球の減少，肝酵素の上昇が確認されます。

日本では2019年1月30日時点で，患者332名の報告のうち65名が死亡しています。致死率は約20％（5人に1人が亡くなる割合）であり，非常に怖い感染症といえます。中でも，高齢者では重症化しやすい傾向にあります。

なお，中国・韓国ではSFTSの患者と濃厚に接触した患者家族，医師などが感染したという報告があり，人から人への感染の危険性もあることに注意が必要です。

人のSFTSウイルス感染予防

　特に発生の多い西日本で注意が必要ですが，SFTSウイルスはそのほかの地域からもみつかっていますので，感染しないために以下のことに気をつけます。

マダニからの感染予防

・草むらや藪など，マダニが多く生息する場所に入る際には，長袖・長ズボン，足を完全に覆う靴，帽子，手袋を着用し，肌の露出を少なくする
・特にマダニの活動が盛んな春から秋にかけては，マダニに咬まれる危険性が高まるため注意する
・ディートやイカリジンなどの虫除け剤を使う
・屋外活動後は入浴し，マダニに刺されていないか確認する

猫や犬などの飼育動物，野生動物などからの感染予防

・飼育動物との過剰な触れ合い（口移しでエサを与えたり，動物を布団に入れて寝ることなど）は控える
・猫や犬にマダニがついていたら適切に駆除する
・飼育動物の健康状態の変化に注意し，体調不良の際には動物病院を受診する
・外で生活する地域猫や野生動物は触らない
・動物に触ったら必ず手洗いなどをする

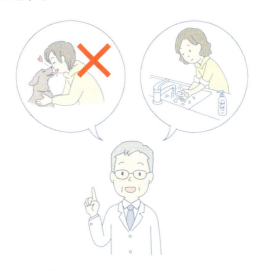

　マダニに吸血された，ペットの具合が悪く，自分も体調不良であるなど思いあたることがあれば，早めに医療機関を受診しましょう。その際に飼育動物の飼育状況や健康状態，接触状況についても医師に伝えるようにしましょう。

『臨床獣医師のための犬と猫の感染症診療』（緑書房）
Chapter 6-8　重症熱性血小板減少症候群（SFTS）　p262～264

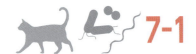

猫クラミジア症

- **原因** 猫クラミジアという細菌による感染症
- **症状** 目の充血，目やになど。重い結膜炎(けつまくえん)の症状となることがある
- **予防** 多頭飼育では流行しやすいので注意。ワクチンがある
- **特徴** 猫クラミジア単独で感染することもあるが，猫ヘルペスウイルスや猫カリシウイルスなどが一緒に感染していることも多い

Q 猫クラミジア症の原因とは

A 猫クラミジア(クラミジア・フェリス)という細菌が感染することによって起こります。1歳以下の子猫でよくみられます。

Q どのように感染するのですか

A 感染した猫の目やに，鼻水などに細菌がいるので，ほかの猫がそれに触れてしまうことで感染します。

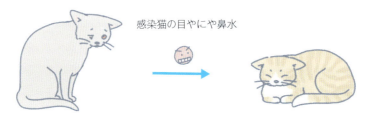

感染猫の目やにや鼻水

Q どのような症状になるのですか

A おもに目の症状が，片目からはじまり両目に広がります。結膜という眼球(がんきゅう)のまわりの膜が充血して真っ赤になり，腫(は)れてきます(結膜炎)。ひどくなると，透明～膿(うみ)っぽい黄色い目やにがみられたり，目が痛むことからシパシパしたり，けいれんしたりします。ひどい目やにのために，眼球が覆われたようになってしまうこともあります。そのほか，軽度のくしゃみや鼻水を伴うことがあります。

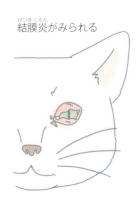

結膜炎(けつまくえん)がみられる

Q どうしたら感染したかわかるのですか

A 綿棒のようなもので結膜をぬぐった液を検査機関に送り，そこから細菌が検出されるかを確認します。また，結膜をぬぐった液を病院で直接染色（ギムザ染色など）して顕微鏡でみると，診断に役立つ情報が得られることもあります。血液を採って検査機関に送り，抗体があるかを調べることも可能です。

猫クラミジア単独で感染することもありますが，猫ヘルペスウイルスや猫カリシウイルスなどが一緒に感染していることも多いようです。

Q どうしたら治せるのですか

A 治療は，テトラサイクリンなど特定の抗菌薬を使います。抗菌薬は用法・用量・投薬期間をきちんと守って飲ませなければなりません。

Q 予防はできるのですか

A 多頭飼いの環境では，感染が広がりやすいため注意が必要です。混合ワクチンの中にはクラミジアの予防を目的とした製品もあります（5種混合ワクチンなど）。

ワクチンの接種については，獣医師と相談して計画するとよいでしょう。

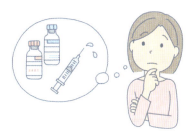

人のクラミジアとは違うのですか？

人の性感染症（STD）である性器クラミジア感染症や時に失明することもあるトラコーマは，クラミジア・トラコーマといって，猫クラミジアとは違う種類のクラミジアが原因です。しかし，猫クラミジアが人にも感染し結膜炎になったという報告もあるので注意が必要です。

また，動物がもっているクラミジアとして最も注意が必要なのは，鳥がもっているクラミジア・シッタシという種類のクラミジアです。人が感染すると「オウム病」といって，発熱や肺炎，頭痛などのインフルエンザ様の症状がみられることがあります。オウム病は重症化することもあり，重要な人と動物の共通感染症として，診断した医療機関は，行政に届け出ることが法律で決められています。

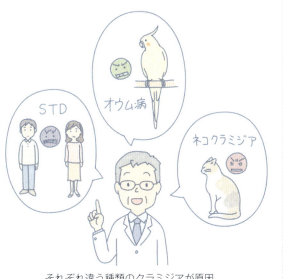

それぞれ違う種類のクラミジアが原因

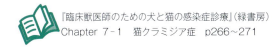

Part Ⅱ 猫の感染症

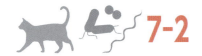

7-2

猫ひっかき病

原因 バルトネラ・ヘンセレという細菌(バルトネラ菌)による感染症

症状 猫では症状はみられない。
人が感染すると，受傷部の水疱(すいほう)，丘疹(きゅうしん)，発熱やリンパ節が腫(は)れるなどの症状がみられる

予防 猫同士の感染を防ぐには，猫を外に出さない。ノミがバルトネラ菌を運んでくることもあるので定期的なノミ予防をする

特徴 猫は，ケンカによる傷口から感染したり，ノミによって感染することがある。
人は，猫からひっかかれたり，咬まれたりすることで感染する

Q 猫ひっかき病の原因とは

A バルトネラ・ヘンセレという細菌(バルトネラ菌)が感染することによって起こります。

Q どのように感染するのですか

A 猫同士では，バルトネラ菌をもった猫に咬まれる・ひっかかれるなど，ケンカによる傷口から感染します。また，ノミがバルトネラ菌を猫から猫へと運ぶことがあります。
人は，バルトネラ菌をもっている猫にひっかかれたり，咬みつかれたりすることで傷口から感染します。

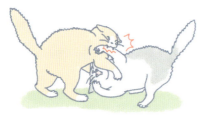

猫同士のケンカ

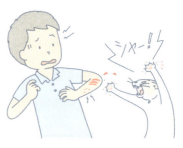

人は感染猫にひっかかれたり，咬みつかれて感染する

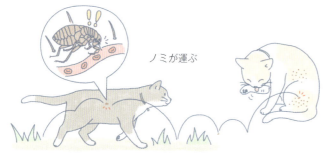

ノミが運ぶ

バルトネラ菌は猫の血管の細胞や赤血球(せっけっきゅう)に住んでいるため，ノミは感染猫を吸血することで感染する。
ノミが吸血した血液中のバルトネラ菌は，最終的にノミの糞の中に排出される。猫が毛づくろいをしたときに，そのバルトネラ菌を含んだノミ糞を舐(な)めとり，歯や爪がバルトネラ菌で汚染(おせん)されてしまう。
このように感染したノミが，バルトネラ菌をほかの猫に運んでいく役割をする

Q どのような症状になるのですか

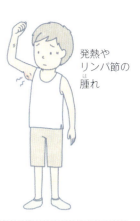
発熱やリンパ節の腫れ

A 猫では症状はみられません。

人は，猫からひっかかれたり咬まれたりしてできた傷口が，虫にさされたような痕になることや（水疱や丘疹），潰瘍を起こすことがあります。そのさらに1〜2週間後に，発熱やひっかかれた付近（わきや足の付け根など）のリンパ節の腫れがみられます。通常，特別な治療をしなくとも2〜3週間で自然に治ります。免疫不全の人では，細菌性血管腫という，赤いイチゴのような皮膚の盛り上がりをみる症状を起こすこともあります。

Q どうしたら感染したかわかるのですか

A 猫では症状がみられないため，感染を診断することは難しいです。感染しているかどうかを調べるには，血液を採って検査機関に送り，菌が検出されるか確認することが必要です。

人では，猫にひっかかれた後に受傷部の水疱や丘疹，発熱やリンパ節の腫れなどの症状がみられた場合に感染を疑い，血液を調べます。一定の値以上の抗体があると，感染していると考えられます。

Q どうしたら治せるのですか

A 感染している猫に抗菌薬を使っても，ある程度はバルトネラ菌の数を減らすことはできますが，完全になくすことはできません。

人の治療に抗菌薬が使われることもありますが，治療効果はあまり高くありません。通常は時間の経過とともに治っていきます。ただし，免疫不全の人，高齢者では症状が重症になることもあるので，注意が必要です。

Q 予防はできるのですか

A 猫同士の感染を防ぐためには，猫を外に出さないなどして，野良猫と接触するのを避けるようにします。また，ノミがバルトネラ菌を運んでくることもあるため，定期的なノミ予防が感染防止につながります。

人が感染しないようにするための予防策としては，猫にひっかかれたり，咬まれたりしないよう注意することです。さらに，ひっかかれたときに深い傷ができないよう，猫の爪切りなどの日頃のケアも重要です。

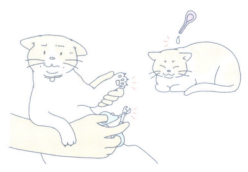

> すべての猫がバルトネラ菌をもっているわけではありませんが，外に出る猫やノミが寄生している猫では感染率が高いです。感染していても猫では症状が出ないため，みた目からは感染しているかわかりません。

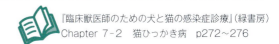
『臨床獣医師のための犬と猫の感染症診療』（緑書房）
Chapter 7-2 猫ひっかき病 p272〜276

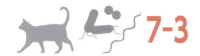

ヘモプラズマ感染症
(赤血球指向性マイコプラズマ感染症)

原因 ヘモプラズマという細菌による感染症

症状 元気や食欲が無くなる，貧血，黄疸，発熱など

予防 予防薬やワクチンはない

特徴 猫免疫不全ウイルス(FIV)や猫白血病ウイルス(FeLV)に感染している猫で，感染あるいは発症例が多い

Q ヘモプラズマ感染症(赤血球指向性マイコプラズマ感染症)の原因とは

A ヘモプラズマという細菌が感染することによって起こります。現在のところ，猫では3種類(マイコプラズマ・ヘモフェリス：Mhf，マイコプラズマ・ヘモマイニュータム：CMhm，マイコプラズマ・ツリセンシス：CMt)のヘモプラズマが重要であると考えられています。

Q どのように感染するのですか

A ヘモプラズマの感染経路については完全には解明されていません。今のところ，ケンカによる咬傷からの感染やマダニなどの吸血昆虫による感染，母猫から子への感染などの可能性もあると言われています。

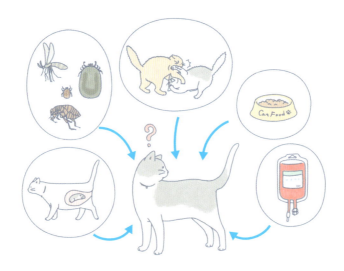

今のところ，感染経路は完全には解明されていない

Q どのような症状になるのですか

A ヘモプラズマは赤血球に感染し，それにより赤血球が壊されることから，貧血などの症状が引き起こされます。具体的には，元気が無くなる，食欲が落ちる，脱水などの症状に加えて，貧血に関連した黄疸，発熱，口や目などの粘膜が白い，脾臓が大きい，呼吸が早いといった症状が認められます。

猫免疫不全ウイルス（FIV）や猫白血病ウイルス（FeLV）に感染しているなど，ほかの病気（基礎疾患）をもっている猫は，感染あるいは症状がみられることが多いです。

Q どうしたら感染したかわかるのですか

A 血液検査で赤血球が少なくなるなどの貧血の徴候がみられたり，黄疸の指標となるビリルビンという酵素の値が高くなることで感染が疑われます。しかし，確定診断するには血液を顕微鏡で観察し，赤血球に感染しているヘモプラズマをみつける必要があります。

また，血液を検査機関に送って調べてもらうことで診断することもあります。

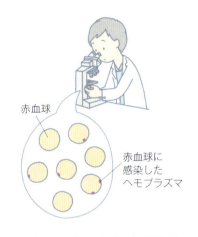

赤血球
赤血球に感染したヘモプラズマ

Q どうしたら治せるのですか

A おもに特定の抗菌薬を使うことで治療ができます。よく使われる薬剤にドキシサイクリンという薬がありますが，この薬を飲み込んだときに食道に張りついてしまうと，食道炎や，その炎症により食道が狭くなるなどのトラブルが起こることがあります。そのため，薬の投薬後には水を飲ませ，薬が胃まで到達するようにするなどの工夫が必要になります。必ず動物病院のスタッフの指示を守って投薬しましょう。

また，貧血が重度のときには，輸血を行うこともあります。

Q 予防はできるのですか

A 予防薬やワクチンはありません。感染経路も不明な点がありますが，以下のようなことに気をつけるべきでしょう。
・感染猫との接触やケンカを避ける（室外へ出さない）
・マダニやノミなどの予防をする（マダニなどが多くいる環境へ行かない）
・基礎疾患は治療によりコントロールする
・ストレスの無い環境で飼う

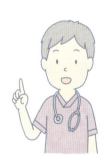

『臨床獣医師のための犬と猫の感染症診療』（緑書房）
Chapter 7-3 ヘモプラズマ感染症（赤血球指向性マイコプラズマ感染症） p277〜280

Part Ⅱ　猫の感染症

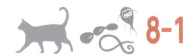 8-1

ジアルジア症

原因　ジアルジアという寄生虫による感染症

症状　無症状の場合もあるが，水っぽい（水様性の）下痢を起こす

予防　感染動物は早期発見し治療する。飼育環境をキレイに保つ

特徴　人にも感染する，人と動物の共通感染症

Q ジアルジア症の原因とは

A　ジアルジアという寄生虫が感染することによって起こります。

Q どのように感染するのですか

A　ジアルジアは猫の消化管に寄生して増殖した後に糞の中に出てきますが，感染していない猫がその糞を口にしてしまうことで感染します。

また，感染動物の糞で汚染されたもの（ケージや壁，ぬけ落ちた毛，飲料水，人の手など）も感染源となることがあります。

子猫が感染している場合が多いので，特に子猫の糞には注意が必要です。

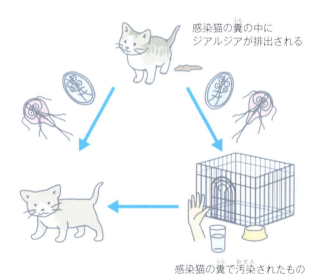

感染猫の糞の中にジアルジアが排出される

感染猫の糞で汚染されたもの

Q どのような症状になるのですか

A　成猫では症状がみられないことが多いです。子猫では症状が出やすく，下痢がみられますが，水っぽい（水様性の）下痢となることもあります。

食欲が落ちたり腸で栄養分が上手く吸収できないため，体重が減ってしまう猫もいます。

Q どうしたら感染したかわかるのですか

猫の糞を採取して、顕微鏡で観察します。糞が新鮮なうちに顕微鏡でみると、ジアルジア(栄養型という形態をしている場合)がヒラヒラと舞うように動いている様子が観察できます。

また、採取した糞を検査機関に送り、調べてもらうことでも診断できます。

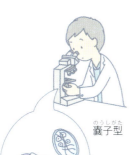

栄養型がみられるのは下痢が最もひどいときで、下痢が改善し糞が固まってくると栄養型はみられなくなり、代わりに囊子型がみられる

Q どうしたら治せるのですか

駆虫薬を使います。1度の治療で完全に駆虫することは難しいため、投薬スケジュールについては再検査の結果や動物の状態をみながら計画していきます。

Q 予防はできるのですか

予防薬はありません。早期発見し、治療することで感染が広がるのを防ぎます。感染猫の糞の中に寄生虫がいるため、感染猫は部屋を分けるなどして、ほかの猫が感染猫の糞に接触しないようにすることが予防になります。

糞の中にいる寄生虫は数週間～数カ月生きています。そのため、糞は速やかに処理し、糞がついて汚染した壁や床などは掃除して(可能であれば熱湯消毒および十分な乾燥を行う)衛生的な環境を保つようにしましょう。

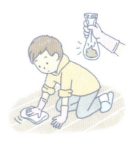

ジアルジアは人にも感染する

ジアルジアにはさまざまな系統がいて、猫と人が共通して感染するものもいます。人に感染する系統のジアルジアが猫からみつかった報告は少ないですが、人と動物の共通感染症であるということを意識し、感染猫の下痢便の処理や汚染されたものの洗浄をする際には手袋をするなどして十分注意する必要があります。

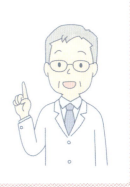

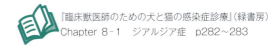
『臨床獣医師のための犬と猫の感染症診療』(緑書房)
Chapter 8-1　ジアルジア症　p282～283

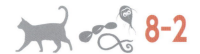

トリコモナス症

- **原因** トリトリコモナス・スイスという寄生虫による感染症
- **症状** 良くなったり，悪くなったりをくり返す，慢性でベトベトした臭い下痢
- **予防** 感染動物は早期発見し治療する。飼育環境をキレイに保つ
- **特徴** 薬が効かないことがあり，完全に駆除することが難しい

Q トリコモナス症の原因とは

A　トリトリコモナス・スイス（トリトリコモナス・フェータス）という寄生虫が消化管内に感染することによって起こります。

Q どのように感染するのですか

A　トリトリコモナス・スイスは感染した猫の糞の中にいます。その糞が感染していない猫の体につくと，毛づくろいをしたときなどに口から体の中に入ってしまい，感染します。

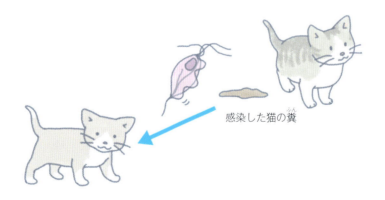

感染した猫の糞

Q どのような症状になるのですか

A　排便の回数が増え，軟便や下痢をくり返します。糞は臭く，粘液や血が混じっていることがあります。

　下痢の症状自体は数カ月～数年で自然に治まることがあるため感染を見過ごしてしまい，知らぬ間に感染源となってしまっていることがあります（症状がなくなったとしても糞の中に寄生虫は排出され続けることがあるため，感染を広げてしまいます）。また，症状自体がみられないことも多いです。

Q どうしたら感染したかわかるのですか

A 猫の糞を採取して，顕微鏡で観察します。糞が新鮮なうちに顕微鏡でみると，寄生虫が動き回っている様子が観察できます。

ただし，顕微鏡の検査だけでは感染を見逃してしまう可能性があるため，何回もくり返し検査したり，ほかの検査を組み合わせて診断します。

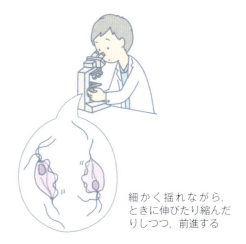

細かく揺れながら，ときに伸びたり縮んだりしつつ，前進する

Q どうしたら治せるのですか

A 駆虫薬を使います。ただし，いったん下痢は治りますが，完全に駆虫できないケースがよくみられます。

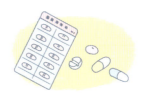

Q 予防はできるのですか

A 予防薬はありません。感染猫の糞の中に寄生虫がいるため，部屋を分けるなどしてほかの猫が糞に接触しないようにすることが予防になります。多頭飼いしている中で発生すると感染が広がりやすいため，可能であれば，１匹だけで飼育することが確実な予防策となります。

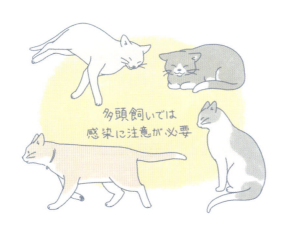

多頭飼いでは感染に注意が必要

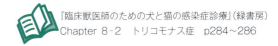

『臨床獣医師のための犬と猫の感染症診療』（緑書房）
Chapter 8-2　トリコモナス症　p284〜286

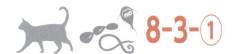

コクシジウム症

- **原因** シストイソスポーラという寄生虫による感染症
- **症状** 下痢を起こす。子猫や健康状態の悪い猫では重症化することがある
- **予防** 感染猫を早期発見し，その糞を適切に処理する
- **特徴** 感染猫の糞と汚染された器物(環境)が感染源

Q コクシジウム症の原因とは

A　コクシジウムという寄生虫の仲間のうち，特にシストイソスポーラという寄生虫によって起こる感染症をコクシジウム症と呼んでいます。

Q どのように感染するのですか

A　シストイソスポーラは感染した動物の糞の中に「オーシスト」という卵のような形をして潜んでいます。その糞を感染していない猫が口にしてしまったり，オーシストに汚染された器物を舐めたりすることで感染します。また，感染しているネズミなどを捕食することでも感染する場合があります。

糞の中のオーシストは出てきた直後には感染力がありませんが，そのまま1～2日間放置すると感染力をもったオーシストに発育します。そのため，猫の糞は速やかに処理することが望ましいです。

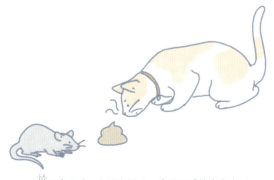

糞の中のオーシストは1～2日で感染力をもつ

Q どのような症状になるのですか

A　シストイソスポーラは猫の腸管に寄生するため，下痢がみられます。特に濃厚感染すると，重症化し致死的となることもあります。

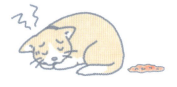

Q どうしたら感染したかわかるのですか

A 猫の糞を採取して，顕微鏡で観察します。「オーシスト」という卵のような形をした寄生虫が観察されます。ただし，症状が最もひどいときにはオーシストが観察されないことがあるので注意が必要です。下痢の原因が特定できず対症療法（下痢など症状を改善するための治療）を行っているうちにみつかることもあります。

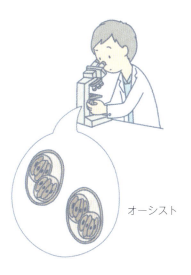

オーシスト

Q どうしたら治せるのですか

A 駆虫薬の投与と，動物の状態にあわせて対症療法を行います。

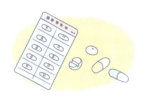

Q 予防はできるのですか

A 予防薬はありません。感染した猫の糞が感染源となるため，感染猫をみつけることと，その猫の糞の処理を徹底することが予防につながります。

感染猫の糞の中にいる「オーシスト」には消毒薬などが効かないため，糞で汚染された器物の消毒には熱湯消毒を行います。また多頭飼いでは，感染がまん延するのを防ぐために，糞の中のオーシストがいなくなるまで感染猫を隔離するなどの対策をします。

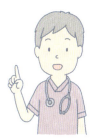

『臨床獣医師のための犬と猫の感染症診療』（緑書房）
Chapter 8-3　コクシジウム症／クリプトスポリジウム症　p287〜289

クリプトスポリジウム症

8-3-②

原因	クリプトスポリジウム・フェリス，クリプトスポリジウム・パルバムという寄生虫による感染症
症状	猫での症状について詳しいことはわかっていない
予防	感染猫を早期発見し，その糞を適切に処理する
特徴	クリプトスポリジウム・パルバムは人やウシにも感染する，人と動物の共通感染症

Q クリプトスポリジウム症の原因とは

A 猫ではクリプトスポリジウム・フェリス，クリプトスポリジウム・パルバムという寄生虫の感染により起こります（日本では猫からクリプトスポリジウム・パルバムが検出されたという報告はないですが，世界では報告されています）。

Q どのように感染するのですか

A クリプトスポリジウムは感染した動物の糞の中に「オーシスト」という形態で潜んでいます。糞中のオーシストは排出直後から感染力をもっているので，その糞を感染していない猫が口にしてしまったり，オーシストに汚染された器物を舐めたりすることで感染すると考えられています。

また，クリプトスポリジウムの感染経路としてオーシストに汚染された"飲料水"が感染源となることもあります。

人では汚染された飲料水や食べものなどが原因の感染が起こると，感染者が多く出る大規模な感染（集団感染）となることから問題となります（犬のパートの3-2-②「クリプトスポリジウム症」p45 も参照してください）。

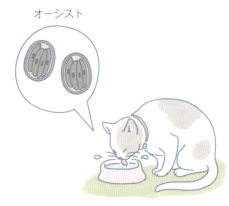

オーシスト

オーシストに汚染された水などから感染する

Q どのような症状になるのですか

A 下痢がみられることもありますが，症状のない場合もあります。猫での症状についてはまだ詳しいことがわかっていません。

Q どうしたら感染したかわかるのですか

A 猫の糞を採取して，クリプトスポリジウムが検出されるかを調べます。「オーシスト」という形態の寄生虫が糞の中に出てきていますが，その大きさは非常に小さいため顕微鏡でみつけることが難しいです。そのため，検査機関に依頼し，特殊な染色や遺伝子の解析を行います。

Q どうしたら治せるのですか

A 現在のところ有効な治療薬はありません。下痢などの症状の程度にあわせて対症療法を行いながら，自然に治るのを待ちます。通常は1～2週間程度で自然治癒するようです。

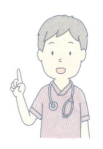

Q 予防はできるのですか

A 予防薬はありません。感染した猫の糞が感染源となるため，感染猫をみつけることと，その猫の糞の処理を徹底することが予防につながります。感染猫の糞の中には「オーシスト」が大量にいます。オーシストは消毒薬などが効かないため，汚染された器物の消毒には熱湯消毒などを行います。多頭飼いでは，感染がまん延するのを防ぐため，糞の中のオーシストがいなくなるまで感染猫を隔離するなどの対策をします。

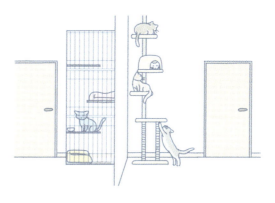

多頭飼いでは糞の中のオーシストがいなくなるまで隔離するなどしてまん延を防ぐ

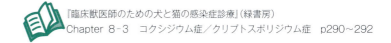

『臨床獣医師のための犬と猫の感染症診療』(緑書房)
Chapter 8-3　コクシジウム症／クリプトスポリジウム症　p290～292

Part Ⅱ　猫の感染症

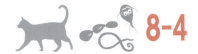

トキソプラズマ症

原因　トキソプラズマという寄生虫による感染症

症状　通常は無症状。子猫や免疫不全の猫では咳や下痢・嘔吐，脳炎などさまざまな症状がみられることがある

予防　感染猫の糞や，加熱が十分でない食肉などが感染源となるため，室内飼いにし食事をキャットフードにする

特徴　人にも感染する，人と動物の共通感染症

Q　トキソプラズマ症の原因とは

A　トキソプラズマという寄生虫が感染することによって起こります。

Q　どのように感染するのですか

A　猫へのトキソプラズマの感染経路は3つあります。

　トキソプラズマは感染した猫の糞の中に「オーシスト」という卵のような形をして潜んでいます。このオーシストは糞の中に出てきてすぐは未熟で，感染する力をもっていません。糞に出てから24〜72時間経つと成熟し，感染する力をもつようになります。その感染力をもったオーシストを猫が口にしてしまうことで感染するのが1つめの感染経路です。

　2つめは，猫が感染した動物の肉を生で食べてしまうことや，感染したネズミなどを捕食することで感染します。

　3つめは，発生は非常にまれではありますが，母猫が感染し，お腹の中の胎子が感染する感染経路があります。

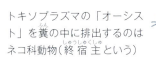

トキソプラズマの「オーシスト」を糞の中に排出するのはネコ科動物（終宿主という）

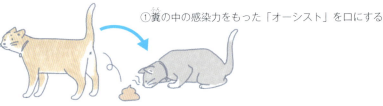

①糞の中の感染力をもった「オーシスト」を口にする

②感染した動物の生肉，感染したネズミを食べる

体内の臓器の中に「シスト」という形態のトキソプラズマをもつ（中間宿主という。人も含まれる。また，猫は中間宿主にもなる）

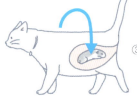

③感染した母猫から胎子へ（非常にまれ）

Q どのような症状になるのですか

A トキソプラズマの猫の腸管上皮での寄生は3週間ほどで，このとき症状はみられません。感染した際に，一部の虫体は腸壁にもぐり込み，さらに血流やリンパ流に乗って体のいろいろな臓器で「シスト」と呼ばれる形態となってとどまり，生涯にわたり寄生します。また，一度感染すると再感染はほぼ起こりません。

子猫や免疫不全の猫では，脳や肝臓，肺などに寄生する虫体（シスト）が活性化して増殖し，症状がみられることがあります（トキソプラズマ症）。症状はトキソプラズマが増殖する部位によって異なり，食欲不振，発熱，咳や呼吸困難，脳炎や眼球炎など，さまざまな症状がみられます。

Q どうしたら感染したかわかるのですか

A 猫では通常，症状がみられないため，トキソプラズマの感染を疑って検査をすることはほとんどありません。免疫力が低下した猫や子猫などで原因不明の炎症がみられた場合などに，トキソプラズマの感染をひとつの可能性として考えて検査をすることがあります。

検査は，血液を採って検査機関で調べる方法があります。ただし，過去に感染していても検査結果が陽性になりますので，現在の猫の体調不良の原因がトキソプラズマによるものなのかは慎重に判断する必要があります。

また，糞や脳脊髄液，筋肉などにある病変の一部（「生検」といって米粒大の組織を切り取る）を検査機関へ提出し，遺伝子検査や顕微鏡で詳しくみる検査（病理検査）を行うことで診断ができることがあります。

Q どうしたら治せるのですか

A 猫では通常，症状がみられないため，トキソプラズマと診断して治療をすることはほとんどありません。もし，免疫力が低下した猫や子猫などでトキソプラズマ症を発症していると疑われる場合には，特定の抗菌薬を使い治療します。しかし，トキソプラズマ症を発症する猫は免疫が低下する原因となるほかの病気（基礎疾患）をもっている可能性があるため，その原因を治療しない限り良好な経過は期待できません。

Q 予防はできるのですか

A 予防薬やワクチンはありません。猫が感染しないようにするためには，次のようなことに気をつけましょう。
- ほかの猫の糞に触れないようにする
- 感染した猫の糞が混じっているかもしれない土や水に触れないようにする
- ネズミや小鳥などを捕まえて食べないようにする
- 糞の処理は速やかに行う（24～72時間経つとオーシストが成熟し感染力をもつため，その前に処理する）
- 加熱が十分でない肉は与えない

トキソプラズマの感染を防ぐためには，飼い猫は室内飼いにし，キャットフードなどよく加熱処理された食事を与えることが望ましいでしょう。

人がトキソプラズマに感染したらどうなるのですか

健康な人がトキソプラズマに感染した場合には症状はみられないことが多いですが，一度感染すると生涯にわたってトキソプラズマを体の中に"保虫"することになります（地球上の人類の1/3が保虫しているという説もあります）。免疫不全の人が感染した場合，脳炎や肺炎，視力障害など重篤な症状がみられます。

特に注意すべきは妊娠時です。妊娠する前にすでにトキソプラズマに感染している場合にはほとんど問題となることはありませんが，妊娠中に感染すると，流産してしまったり，生まれてくる子供が水頭症（脳に液体が溜まって，脳の機能に影響を与える病気）であったり，脳や目に障害をもってしまうことがあります。検査方法は，人でも猫と同様に血液検査で調べます。特に問題となるのは前述したように"妊娠中の初感染"ですので，妊娠を考えている人や妊娠中の女性では「すでに感染しているか」，「感染していないか」を調べることがあります。そのいずれかで対策も変わってきますので，医師と相談の上で検査や治療を行いましょう。

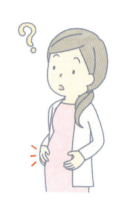

人が妊娠時の予防として気をつけるべきこと

トキソプラズマと聞くと「妊娠したときに猫を飼っていて大丈夫？」ということが心配になるかもしれません。人への感染経路は感染猫の糞の中にいる「オーシスト」が口から体内に入ってしまうことや，感染した動物の肉の中にいる「シスト」という状態のトキソプラズマを口にしてしまうことで感染します（シストは加熱処理で不活化できます）。

つまり「家の中で猫を飼わなければ感染しない」というわけではなく，例えば感染した野良猫の糞に汚染された野菜や水も危険ですし，加熱不十分な肉を食べることも危険であり，妊娠したことを理由に猫を手放す必要はありません。ただし，トキソプラズマの感染リスクをできるだけ下げるために，次のようなことに気をつけましょう。

＊まずは自分（人）が感染しているかを調べる
＊飼い猫が感染しているかを調べる
　…結果によって対策もそれぞれ異なりますので，詳しくは医師と獣医師に相談しましょう。
＊飼い猫を室内飼いにし，加熱処理が不十分な肉は与えない
＊飼い猫の糞は速やかに処理する（妊婦以外の人が行うのが望ましい）
＊野良猫の糞に気をつける
＊ガーデニングなど土を触った後はよく手を洗う
＊食肉は十分に加熱して食べる。野菜はよく洗い流してから調理し，調理後はよく手を洗う
＊生肉を扱ったまな板や包丁で野菜を切らない。調理器具は使う前に熱湯をかけてキレイにする

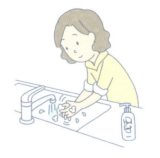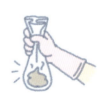

土いじりなどは注意。ガーデニングなどでは手袋を着用し，終わったら手をよく洗う

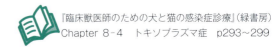

『臨床獣医師のための犬と猫の感染症診療』（緑書房）
Chapter 8-4　トキソプラズマ症　p293〜299

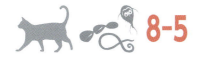 8-5

吸虫症
きゅうちゅうしょう

- **原因** 吸虫(きゅうちゅう)という寄生虫による感染症
- **症状** 吸虫にはさまざまな種類がいて，宿主(しゅくしゅ)や寄生部位，みられる症状もそれぞれ異なる。いずれも無症状の場合が多い
- **予防** 壺形吸虫(つぼがたきゅうちゅう)は，猫がカエルやヘビなどを食べることで感染するので，これらを食べる機会をつくらない
- **特徴** 人も，淡水魚や淡水産のカニ，イノシシの生肉などを食べて感染する

Q 吸虫症(きゅうちゅうしょう)の原因とは

A 猫に感染する代表的な吸虫(きゅうちゅう)には，肝吸虫(かんきゅうちゅう)，横川吸虫(よこがわきゅうちゅう)，高橋吸虫(たかはしきゅうちゅう)，宮田吸虫(みやたきゅうちゅう)，ウェステルマン肺吸虫(はいきゅうちゅう)，宮崎肺吸虫(みやざきはいきゅうちゅう)などがいます。また，猫では壺形吸虫(つぼがたきゅうちゅう)という吸虫も重要です。

Q どのように感染するのですか

A 吸虫(きゅうちゅう)の種類にもよりますが，多くは猫が淡水魚や淡水産のカニやザリガニ，ネズミなどを食べることで感染します。人も，淡水魚や，ジビエ料理として食材に使われるイノシシ肉などを調理せずに生食で食べることで感染します(吸虫の感染について詳しくはp50も参照)。

壺形吸虫(つぼがたきゅうちゅう)は，猫がカエルやヘビを食べることで感染します。

壺形吸虫(つぼがたきゅうちゅう)の感染にはいろんな生き物が複雑にかかわっている！

壺形吸虫は，猫やツシマヤマネコなどのネコ科動物(終宿主(しゅうしゅくしゅ)といいます)に寄生している成虫が卵を産み，その卵が便と一緒に外に排出されます。水辺では，その卵からふ化した幼虫がヒラマキガイモドキという貝(第1中間宿主(だいいちちゅうかんしゅくしゅ)といいます)に寄生します。

幼虫は貝の中で発育していき，成長した幼虫は外(水中)へ出て，次にオタマジャクシやカエル，ヘビ(第2中間宿主(だいにちゅうかんしゅくしゅ)といいます)に寄生します。このとき幼虫は膜で被われたような形態となって(メタセルカリアといいます)，オタマジャクシやカエル，ヘビの筋肉などの組織中に寄生します。

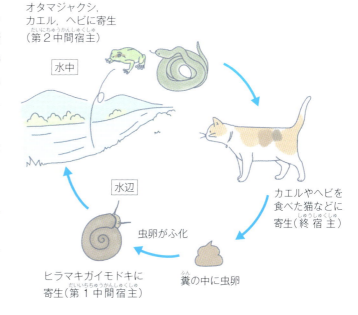

Part Ⅱ 猫の感染症

　猫などの終宿主がオタマジャクシやカエル，ヘビを食べると，それらの筋肉中に潜んでいる幼虫も一緒に飲み込んでしまうことから感染してしまいます。終宿主の体内で幼虫は成虫まで発育し，やがて卵を産みます。
　壺形吸虫は，水辺などの自然環境と色々な生き物がかかわって，感染サイクルが維持されています。

Q どのような症状になるのですか

A　無症状の場合が多いですが，時に症状が出ることもあります。ただし吸虫にはさまざまな種類があるため，みられる症状もそれぞれ異なります。例えば肝吸虫は猫，犬，人などの終宿主の胆管に寄生することから，肝臓や胆管などの機能が悪くなって症状が出ることがあります。横川吸虫，高橋吸虫，宮田吸虫，壺形吸虫であれば終宿主の小腸に寄生するため，下痢を起こすこともあります。また，肺吸虫は終宿主の肺に寄生するため，咳や血痰，呼吸が苦しくなるなどの症状がみられることがあります。

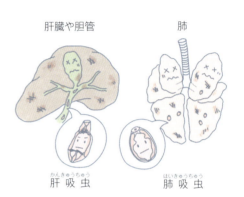
肝臓や胆管　　　肺
肝吸虫　　　肺吸虫

Q どうしたら感染したかわかるのですか

A　糞の中に虫卵がいるかどうかを顕微鏡で確認することが最も重要です。
　また，肝吸虫では血液検査や超音波検査，CT検査で肝臓や胆管などが悪くなっているのが確認できたり，肺吸虫では胸部のレントゲン検査やCT検査で肺に病変がみられることがあります。

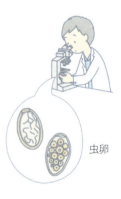
虫卵

Q どうしたら治せるのですか

A　駆虫薬があるので，投薬により治療を行います。

Q 予防はできるのですか

A　多くの吸虫の第2中間宿主である淡水魚や淡水産のカニ（壺形吸虫ではカエルやヘビ）を生で食べさせないようにすることが重要です。また，感染した淡水魚や淡水産のカニを食べたイノシシやネズミ（待機宿主といいます）が幼虫に感染していることがあるため，それらの待機宿主も食べてしまうことがないよう注意が必要です。

『臨床獣医師のための犬と猫の感染症診療』（緑書房）
Chapter 8-5　吸虫症　p300〜302

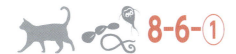

瓜実条虫症
（うりざねじょうちゅうしょう）

原因	瓜実条虫という寄生虫による感染症
症状	無症状のことが多いが，重症例では痩せる，嘔吐や下痢などの症状がみられる。子猫では重症化することがある
予防	ノミやハジラミの駆除
特徴	農村部よりも都市部で感染する機会が多い。猫とともに，人にも感染することのある人と動物の共通感染症

Q 瓜実条虫症の原因とは

A 瓜実条虫という寄生虫によって起こる感染症です。

Q どのように感染するのですか

A 瓜実条虫の成虫は，その全長は10〜70cmくらいで瓜の種のような形の「片節」と呼ばれるものが連なってできており，猫や犬などの消化管に寄生しています。感染した動物の糞の中に虫卵は認められませんが，この片節が1個1個バラバラにちぎれて出てきたものがみられます。片節は自分で動くことができるため，感染した動物の肛門のまわりでウニョウニョと動いている様子がみられることもあります。

この片節の中には虫卵の詰まった袋がたくさんあって，これをノミ（あるいはハジラミなど）の幼虫が食べると，その体の中で瓜実条虫の虫卵がふ化して「オンコスフェラ」と呼ばれる幼虫となり，さらに「シスチセルコイド」と呼ばれる幼虫まで成長します。

猫は，瓜実条虫のシスチセルコイドが寄生したノミを偶然食べることで感染します。

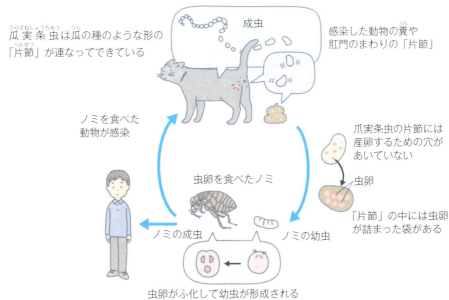

Part Ⅱ　猫の感染症

どのような症状になるのですか

　無症状の場合が多いですが，たくさん寄生されると痩せてしまったり，嘔吐や下痢，腸炎を起こすことがあります。また，子猫の場合では重症になり死亡することがあります。

どうしたら感染したかわかるのですか

　基本的には糞の中に虫卵は存在しません。したがって，糞の表面や中または肛門のまわりについている"瓜の種のような形をした片節"を確認することで診断します。片節は活発に動いていたり，乾燥したりすると白いゴマ様になるため，飼い主が気づいて来院することが多いです。

　また，猫が肛門のまわりの違和感から，座った姿勢でズリズリとおしりを引きずる様子がみられることもあり，そのことから感染を疑うこともあります（肛門腺が溜まったときも同様の様子がみられることがあるので，鑑別が必要です）。

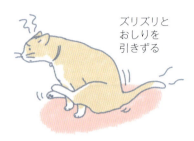
ズリズリとおしりを引きずる

どうしたら治せるのですか

　駆虫薬を使い治療します。

予防はできるのですか

　感染源であるノミやハジラミの駆除が効果的です。ノミに対して定期的な駆除薬を使うことや，猫がふだん過ごしているケージや寝床を中心に，掃除機をよくかけるなどして掃除します。また，糞はきちんと処理するようにします。

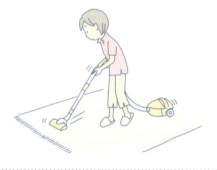

瓜実条虫とマンソン裂頭条虫

　瓜実条虫は都市部で多くみられ，マンソン裂頭条虫は農村部で多くみられる傾向にあります。この2種は競合していてお互いの生存に影響を与えること，そしてマンソン裂頭条虫が生存するためには，ケンミジンコやカエル，ヘビといった生物（中間宿主といいます）が必要であるため，それらの生物が農村部に生息していることなどの理由で，発生地域が異なると考えられているのです（マンソン裂頭条虫についてはp139～140を参照）。

瓜実条虫は人にも感染する

　瓜実条虫は人にも感染することがあります。猫に舐められたり，猫と触れ合ったりしているときに猫の体についたノミが誤って口に入るなどして感染します。人での感染について報告は多くないですが，感染例は生後6カ月以下の小児に多く，下痢などの症状がみられるようです。人は感染しても感染源となることはありませんので，人から人へ感染が拡大していくことはありません。

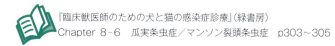

『臨床獣医師のための犬と猫の感染症診療』（緑書房）
Chapter 8-6　瓜実条虫症／マンソン裂頭条虫症　p303～305

138

マンソン裂頭条虫症

原因 マンソン裂頭条虫という寄生虫による感染症

症状 食欲が落ちる，または増加する，下痢などがみられることもあるが，無症状の場合が多い

予防 感染の成立にはケンミジンコ，カエル，ヘビ，鳥などの生物が関与するので，川や井戸の水を飲ませない，食事はキャットフードだけを与える

特徴 都心部よりも農村部で感染する機会が多い。人にも感染する，人と動物の共通感染症だが，猫から人へ直接うつることはない

Q マンソン裂頭条虫症の原因とは
A マンソン裂頭条虫という寄生虫によって起こる感染症です。

Q どのように感染するのですか
A マンソン裂頭条虫の成虫は，「片節」というものが連なってできており，長いものだと1～2mの平たい麺のような形をしています。成虫は猫や犬などの消化管に寄生し虫卵を産みます。そのため，感染した動物の糞の中には，この片節がいくつか連なった成虫の一部や，虫卵がみられます。

猫の体外へ出た虫卵は成熟すると水中でふ化して，コラシジウムという幼虫になります。コラシジウムはケンミジンコ（第1中間宿主といいます）に食べられると，その体の中でプロセルコイドという幼虫に成長します。

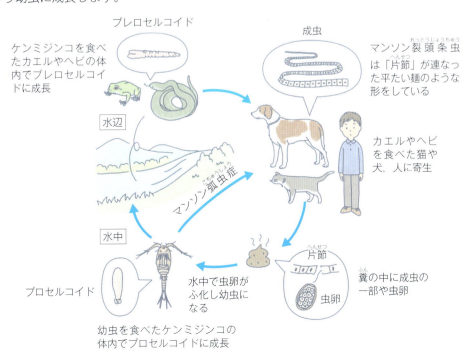

プロセルコイドの寄生したケンミジンコをカエルやヘビ（第2中間宿主，待機宿主といいます）が食べると，それらの体の中でプレロセルコイドという幼虫まで成長します。

マンソン裂頭条虫はこのような生活環（ライフサイクル）を送っているため，猫は「ケンミジンコを含んだ水を飲む」ことで幼虫移行症（マンソン弧虫症）になったり，「カエルやヘビを食べる」ことで成虫に感染します。

Q どのような症状になるのですか

A 無症状のことが多く，症状がみられる場合には食欲が落ちる，または増加する，下痢や腹痛などの症状がみられます。

Q どうしたら感染したかわかるのですか

A 猫の糞を採取して，マンソン裂頭条虫の虫卵が検出されるか顕微鏡で調べます。また，糞の中には成虫のちぎれたもの（片節が連なったもの）がみられることもあります。

猫が肛門のまわりの違和感から座った姿勢でズリズリとおしりを引きずる様子がみられることもあり，そのことから感染を疑うこともあります（肛門腺が溜まったときも同様の様子がみられることがあるので，鑑別が必要です）。

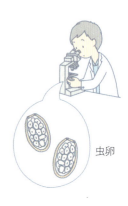
虫卵

Q どうしたら治せるのですか

A 駆虫薬を使い治療します。

Q 予防はできるのですか

A 第1中間宿主のケンミジンコがいる可能性があるため，猫が川や井戸の水を飲まないようにすること，また第2中間宿主，待機宿主であるカエルやヘビなどを食べないようにすることが予防になります。ただし，これらの宿主はカエルやヘビだけでなく，鳥類などさまざまな生物も含まれます。そのため，食事としてキャットフードだけを与えるようにするなど，猫が口にするものを管理するのが望ましいでしょう。

マンソン裂頭条虫は人にも感染する

マンソン裂頭条虫は人にも感染することがあります。猫から人へ直接感染することはなく，人は川や井戸水などケンミジンコが含まれた水を飲むこと，加熱調理が不十分なカエルやヘビなどを食べることで感染します。

マンソン裂頭条虫の幼虫（プレロセルコイド）が体の中を這って移動して，皮下や目のあたりにしこりをつくるマンソン弧虫症という症状がまれではありますが，みられることがあります。

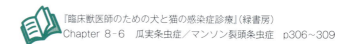
『臨床獣医師のための犬と猫の感染症診療』（緑書房）
Chapter 8-6　瓜実条虫症／マンソン裂頭条虫症　p306〜309

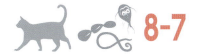

エキノコックス症

原因	エキノコックスという寄生虫による感染症
症状	猫は無症状。人が感染すると体内で幼虫が大きくなって肝臓などの臓器が障害され，治療しなければ死に至る
予防	猫が野ネズミを食べる機会をつくらないようにする
特徴	猫は野ネズミを食べることで感染する（キツネから直接感染することはない）。人にも感染する，人と動物の共通感染症

Q エキノコックス症の原因とは

A エキノコックスという寄生虫が感染することによって起こります。エキノコックスは日本ではおもに北海道に分布しています。

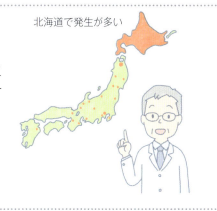

北海道で発生が多い

Q どのように感染するのですか

A 猫がエキノコックスの寄生した野ネズミを食べることで感染します。キツネから感染するというイメージがありますが，キツネから猫へ直接感染することはありません。

エキノコックスの成虫は犬やキツネの体内で虫卵を産みますが，猫の体内では成虫の発育が悪くほとんどの場合，卵を産みません。詳しくは犬のパート3-7「エキノコックス症」p56を参照ください。

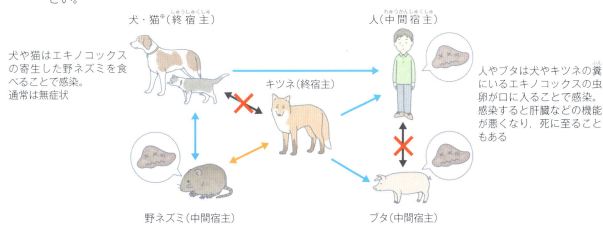

犬や猫はエキノコックスの寄生した野ネズミを食べることで感染。通常は無症状

人やブタは犬やキツネの糞にいるエキノコックスの虫卵が口に入ることで感染。感染すると肝臓などの機能が悪くなり，死に至ることもある

※エキノコックスにとって，猫は好適な終宿主ではないので，成虫の発育が悪く虫卵を産まないことが多い

Part Ⅱ 猫の感染症

Q どのような症状になるのですか

A 猫は通常は無症状です。

Q どうしたら感染したかわかるのですか

A 猫が感染しているかを調べるには糞を検査しますが，猫の糞に虫卵が排出されることはまれです。そのため，猫の糞は大学や検査機関など専門的な施設へ検査（抗原検査，遺伝子検査）を依頼します。

また，エキノコックスの虫卵は猫条虫（ねこじょうちゅう）の虫卵と形が似ているので区別ができません。したがって，エキノコックス様の虫卵が検出された場合でも，専門機関での検査が必要です。

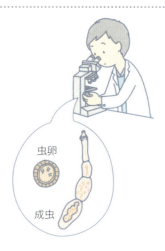

虫卵
成虫

Q どうしたら治せるのですか

A 猫では通常，無症状ですが，エキノコックスと診断されて治療する場合には駆虫薬を使って治療します。駆虫した後の猫の糞に虫卵が排出される可能性がゼロではないため，糞は慎重に処理し，糞のついたものは熱湯消毒や焼却を行うなど，細心の注意が必要です。

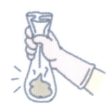

手袋をして慎重に処理する

Q 予防はできるのですか

A 定期的に駆虫薬を投与して駆虫することも考えられますが，最も重要なのは猫が感染しないように野ネズミを捕食するような機会を与えないようにすることです。

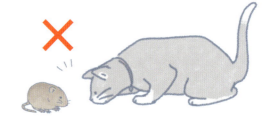

『臨床獣医師のための犬と猫の感染症診療』（緑書房）
Chapter 8-7　エキノコックス症　p310～312

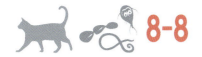

回虫症
かいちゅうしょう

- **原因** 猫回虫(ねこかいちゅう)という寄生虫による感染症
- **症状** 成虫が腸に寄生している場合，嘔吐(おうと)や下痢，発育不良，お腹が張(は)ったり，痩せるなどの症状がみられることがある
- **予防** 定期的な駆虫，糞(ふん)を適切に処理する
- **特徴** 人にも感染する，人と動物の共通感染症(回虫の幼虫移行症(ようちゅういこうしょう)，トキソカラ症という)

Q 回虫症(かいちゅうしょう)の原因とは

A 猫では，おもに猫回虫(ねこかいちゅう)という寄生虫が感染することによって起こります(犬小回虫(いぬしょうかいちゅう)という回虫により起こることもあります)。

Q どのように感染するのですか

A 感染猫の糞(ふん)にいる虫卵や，回虫(かいちゅう)の幼虫が寄生した加熱が不十分な牛肉，鶏肉，豚肉，およびネズミ，ハト，ゴキブリなどを猫が食べてしまうことで感染します。

　また，感染した母猫から，母乳を介して子猫へ感染することもあります(犬回虫(いぬかいちゅう)でみられる胎盤(たいばん)を介した感染はありません)。

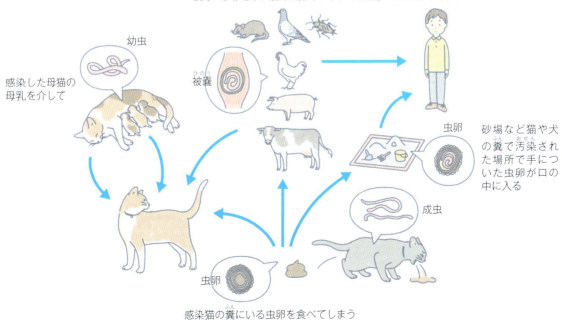

加熱が不十分な牛肉，鶏肉，豚肉，ネズミ，ハト，ゴキブリなどを食べる(回虫の幼虫は筋肉の中に「被嚢(ひのう)」した状態で存在)

幼虫

感染した母猫の母乳を介して

被嚢(ひのう)

虫卵

砂場など猫や犬の糞(ふん)で汚染(おせん)された場所で手についた虫卵が口の中に入る

成虫

虫卵

感染猫の糞(ふん)にいる虫卵を食(た)べてしまう
(糞中の虫卵は排出されてから4週間すると感染力をもつ)

Part Ⅱ　猫の感染症

> **回虫の虫卵の行方**
>
> 　感染猫の腸管に寄生する成虫が産んだ虫卵は，糞とともに外へ排出されます。外へ出たばかりの虫卵は，ほかの動物に感染する力をもっていません。ですが，外界が12℃以上の湿潤な環境であれば，約4週間で感染する力をもった虫卵（幼虫形成卵）に発育します。
>
> 　幼虫形成卵は，猫への感染源となるほか，ウシやニワトリ，ブタなどの動物が口にすると，体内でふ化した幼虫が筋肉へ移動し，膜に包まれるような形で丸まった状態（被囊といいます）で活動を休止します。このような筋肉に被囊した幼虫が潜んでいる肉を猫が口にすることで，感染することもあります。

  どのような症状になるのですか

　成虫が腸に寄生した場合，嘔吐や下痢，発育不良，お腹が張ったり，痩せるなどの症状がみられることがあります。

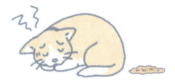

  どうしたら感染したかわかるのですか

　猫が感染しているかを調べるには，顕微鏡で糞を観察し，虫卵がみられるかどうかを調べます。

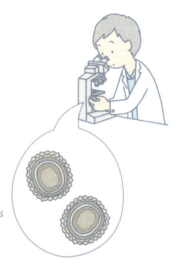

蛋白膜という厚い膜をもった特徴的な虫卵がみられる。犬回虫の虫卵よりやや小さい

  どうしたら治せるのですか

　駆虫薬を使って治療します。

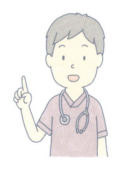 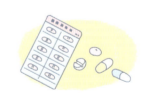

Q 予防はできるのですか

A 予防には定期的な駆虫が有効です。フィラリアの予防薬や，ノミ・マダニの予防薬の中には回虫にも効果があるものもあります。動物によって感染リスクも異なりますので，獣医師と相談しながら予防の計画を立てるとよいでしょう。

また，糞の中の虫卵は，排便から4週間は感染する力をもっていません。そのため，糞を放置せずにすみやかに処理することも感染拡大の予防につながります。

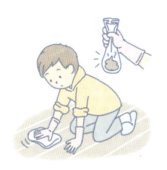

虫卵は寒さや消毒薬には耐性があるけれど，乾燥や高温に弱い

感染猫の糞とともに外へ出てきた虫卵は，寒さや消毒薬には耐性があり，条件が良ければ1年ほど生存することができます。その一方で，乾燥や高温には弱く，50℃以上で3分の条件では，死滅するとの報告もあります。飼育環境をすべて高温で清浄化することは現実的ではありませんが，食器やタオル，トイレなどであれば熱湯に漬けて虫卵を死滅させることができます。

人にも感染する猫回虫症（ねこかいちゅうしょう）

回虫は人にも感染する人と動物の共通感染症で，「回虫の幼虫移行症」，「トキソカラ症」と呼ばれます。人は，砂場など猫や犬の糞で汚染された場所で手についた虫卵が口の中へ入ったり，幼虫が感染した加熱が不十分な肉(牛肉，豚肉，鶏肉など)を食べることで感染します。無症状のこともありますが，体内で幼虫が肺に寄生すれば咳，肝臓であれば腹部の不快感，目であれば目の痛みや充血などさまざまな症状がみられます。

かつては砂場などで遊ぶ"小児に多い感染症"と考えられてきましたが，最近では，ウシやニワトリの肝臓や筋肉の生食などから感染する"成人に多い感染症"と認識されています。

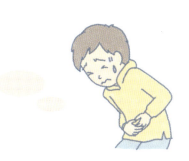

『臨床獣医師のための犬と猫の感染症診療』(緑書房)
Chapter 8-8　回虫症　p313～317

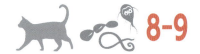

鉤虫症
（こうちゅうしょう）

- **原因** 猫鉤虫（ねここうちゅう）という寄生虫による感染症
- **症状** 消化管に寄生した鉤虫に吸血されることによる貧血，下痢や粘血便（ねんけつべん）など
- **予防** 感染動物は早期発見し治療する。飼育環境をキレイに保つ
- **特徴** 感染経路は皮膚からの感染，口からの感染がある

Q 鉤虫症（こうちゅうしょう）の原因とは
A 鉤虫症は，おもに猫鉤虫（ねここうちゅう）という寄生虫が感染することによって起こります。

Q どのように感染するのですか
A 猫鉤虫（ねここうちゅう）の感染経路は口からの感染，皮膚からの感染があります。

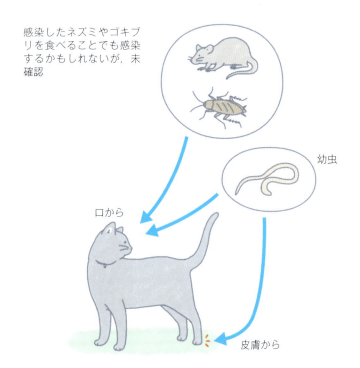

感染したネズミやゴキブリを食べることでも感染するかもしれないが，未確認

幼虫

口から

皮膚から

猫の体内で複雑な経路をたどる猫鉤虫

猫鉤虫の幼虫は，猫の体の中で次のような2つのパターンの経路のいずれかで感染し，寄生の最終目的部位である「腸」へ到着します。

①幼虫が口の粘膜や足裏の皮膚を突き破って体内に侵入し，皮膚の下を移動して心臓・肺まで行き，気管を通って喉の方向へと移動する。喉のところで唾とともに消化管の中に飲み込まれて腸までたどり着き，そこで成虫になる

②幼虫が口から体内に入り，そのまま消化管を通って腸にたどり着き，そこで成虫になる

猫がネズミやゴキブリなどを食べることで感染する可能性もありますが，正確にはわかっていません。

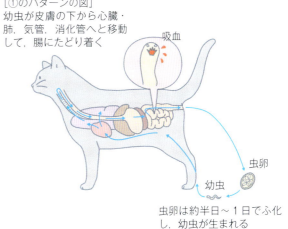

[①のパターンの図]
幼虫が皮膚の下から心臓・肺，気管，消化管へと移動して，腸にたどり着く

虫卵は約半日～1日でふ化し，幼虫が生まれる

Q どのような症状になるのですか

A 猫に鉤虫が寄生したときの症状は，寄生した鉤虫の数，鉤虫の成長ステージ（幼虫か成虫か），猫の年齢（若齢か高齢か）によって大きく違いがありますが，症状は下の表のように2つに分けられます。

幼虫が皮膚の下や臓器を移動しているときには，そこが傷つくことで症状がみられることがあります。

成虫が腸に寄生しているときには「貧血」がみられます。鉤虫は鋭い歯をもっていて，猫の腸の粘膜に咬みついて吸血し，さらに咬みついた傷の血を止まりにくくする成分を分泌するため，出血が止まらずに貧血がさらに悪化します。

	急性型	慢性型
特徴	・幼猫（まれに成猫） ・多数の寄生 ・食欲亢進→不振，痩せる，下痢，粘血便，貧血→（衰弱）→心拍数の増加や呼吸困難，肺炎など	・最も一般的な症状 ・少数の寄生 ・軽い貧血以外は症状なし
糞便検査	症状が出てから4日以降に虫卵が検出可能	虫卵検出可能

Q どうしたら感染したかわかるのですか

A 子猫で貧血や粘血便のみられる下痢，発育不良，浮腫(むくみ)などの症状がある場合に，鉤虫症を疑います。

糞の検査を行い鉤虫の虫卵をみつけることで診断ができますが，「急性型」の場合には，感染していても虫卵が糞の中に出て来ない時期があるため，診断には注意が必要です(詳細は前ページの表を参考)。

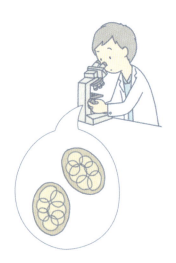

Q どうしたら治せるのですか

A 駆虫薬を使って治療します。長い期間駆虫薬を飲まなければ完全な駆除ができないこともあります。

Q 予防はできるのですか

A 感染している猫を早期発見し鉤虫の駆除を行うこと，虫卵がふ化する前に(ふ化するまでに半日～1日かかる)糞は速やかに処理すること，床の清浄や乾燥により猫の生活環境を衛生的に保つことが重要です。

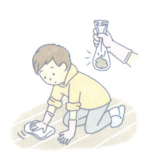

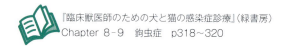

『臨床獣医師のための犬と猫の感染症診療』(緑書房)
Chapter 8-9　鉤虫症　p318～320

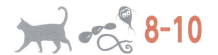

フィラリア症

- **原因** フィラリア(犬糸状虫)という寄生虫による感染症
- **症状** 猫は犬と違い、はっきりとした症状を示さないことが多いが、呼吸器症状や突然死を引き起こすことがある
- **予防** 効果の高い予防薬がある
- **特徴** 蚊が媒介する。犬糸状虫は猫の心臓や肺の血管に寄生する

Q フィラリア症の原因とは

A フィラリア(犬糸状虫)という寄生虫が感染することによって起こります。

Q どのように感染するのですか

A 蚊がフィラリアを媒介しています。蚊がフィラリアに感染している犬を吸血すると、蚊の体内にミクロフィラリア(フィラリアの幼虫。この時期の幼虫を第1期幼虫：L1といいます)が取り込まれます。

フィラリア幼虫は蚊の体の中で第3期幼虫(L3)まで成長します。その後、蚊が猫を吸血すると、その際にフィラリア幼虫が感染します。

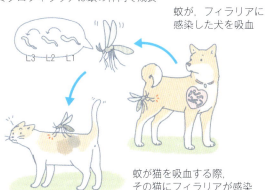

ミクロフィラリアは蚊の体内で成長

蚊が、フィラリアに感染した犬を吸血

蚊が猫を吸血する際、その猫にフィラリアが感染

フィラリアは猫の体内で移動する

蚊が猫を吸血した際に感染した第3期幼虫(L3)は、1回脱皮し、第4期幼虫(L4)に成長します。L4は2カ月以上皮膚の下の脂肪や筋肉組織の中を移動し、再度脱皮して「未成熟虫」へと成長して、血管の中に侵入します。

血管に侵入した未成熟虫は、血流に乗って心臓へたどりつきます。その後、肺動脈という血管の中に到達します。犬であればフィラリアはここで成虫まで発育し、雌と雄の成虫が交尾することでミクロフィラリアと呼ばれる幼虫が産まれますが、猫ではほとんどが成虫にはなれずに死んでしまいます。そのため、犬とは違い血液中にミクロフィラリアがみられることはほとんどなく、蚊による吸血を介した感染源になることはほとんど無いと思われます。死なずに成虫まで成長したフィラリアは、2～4年ほど生存します(犬では5～7年生存します)。

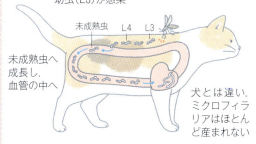

蚊が吸血した際に第3期幼虫(L3)が感染

未成熟虫へ成長し、血管の中へ

犬とは違い、ミクロフィラリアはほとんど産まれない

未成熟虫は血流に乗って、心臓・肺動脈へたどり着く。犬とは違い、寄生するのはわずか1～3匹程度

どのような症状になるのですか

 猫では，何となく元気が無い，食欲が落ちたり体重が減少するなど，症状ははっきりしない場合が多いです。しかし，咳などの呼吸器症状がみられたり，突然死するケースもあります。

猫の病気の過程は下の表のように大きく3つに分けることができます。

猫のフィラリア症の過程

第1病期	フィラリアの未成熟虫が肺動脈にたどりつくと，その多くが死んでしまいます。生きた未成熟虫と死んだ未成熟虫に対して免疫が反応し，肺で炎症が起こります。このような猫で起こる特有の変化を，犬糸状虫随伴呼吸器疾患：HARDと呼びます。 未成熟虫が成虫まで成長すると，この免疫反応が落ち着き，症状が軽快することがあります ● この時期の症状は，咳，呼吸が苦しそう，食事のタイミングと関係のない嘔吐などです。症状がみられない場合もあります ● アレルギー性気管支炎や気管支喘息と間違われることがあります
第2病期	成虫が死ぬと，ふたたび免疫が活発になり，肺に重度の炎症が起こります。また，血管内で死んだ虫が血栓となり血管が詰まってしまいます ● この時期には，突発的に呼吸が苦しくなることや，発作や虚脱状態になることがあります。10〜20%の猫では突然死が起こるという報告があります
第3病期	第2病期を乗り越えた猫では，肺の悪くなった部分が正常とは違う細胞で置き換えられているため，肺の機能が低下しています ● この時期には，慢性的な咳や呼吸困難などの症状がみられます

 どうしたら感染したかわかるのですか

 猫では，犬とくらべてフィラリア症を診断することが大変困難です。さまざまな検査がありますが，どの検査法も確実にフィラリアを検出できるものではありません。そのため，以下の検査を組み合わせてくり返し行い，総合的に判断します。

● 血液を採って院内で検査する
● 血液を採って検査機関に調べてもらう
● 胸のレントゲン検査
● 心臓の超音波検査

猫が生きているうちに診断することが難しいため，フィラリア症が疑われて亡くなった場合や，原因不明で亡くなったときに解剖をすると，「実はフィラリア症だった」ということが後から判明するケースもあります。

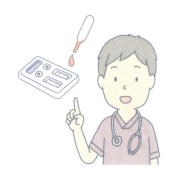

Q どうしたら治せるのですか

A 症状があり血液検査でフィラリア陽性の場合や，レントゲンで肺に病変がみられる場合，呼吸状態が悪い場合，急性のショック状態の場合には，抗炎症薬としてステロイドを使います。また，呼吸困難が起こった際には，酸素の吸入などで呼吸状態を安定化させる治療も必要になります。

症状がみられない場合でも肺に病変がある猫には，成虫が寿命で死んで自然治癒するまでのあいだ，ステロイドなどを長期投与することもあります。いずれにせよ，定期的に検査をしながら経過を慎重に観察する必要があります。

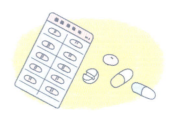

Q 予防はできるのですか

A 予防薬には背中に垂らすタイプの滴下剤（てきかざい）があります。薬剤は，ふつう1カ月に1回投与します（投与法は獣医師および薬品の添付書に従ってください）。フィラリア症予防のためには，蚊（か）の発生の1カ月後から投薬をスタートし，蚊の姿がみられなくなってからプラス1カ月後まで投薬をして終了します。ただし，このような予防薬はノミなどの寄生虫を駆除する効果も備えているため，1年間を通して予防してもよいかもしれません（毎月の投与とすることで，投薬忘れを防ぐことにもつながります）。

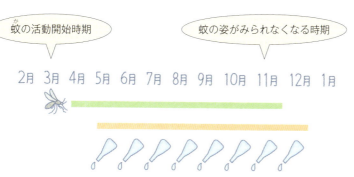
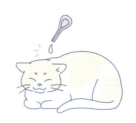

● 投薬は蚊の活動開始時期の1カ月後からスタートし，蚊の姿がみられなくなる時期の1カ月後まで続けることが必要

猫のフィラリア症は危険！

猫のフィラリア症は診断が難しく，突然死することもあることから，確実な治療は困難です。そのため，感染しないように予防することが重要です。

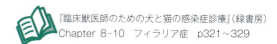

『臨床獣医師のための犬と猫の感染症診療』（緑書房）
Chapter 8-10 フィラリア症 p321～329

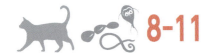

その他の線虫症

（ここでは回虫症，鉤虫症，フィラリア症以外の線虫による感染症を紹介する）

- **原因** 猫胃虫，毛細線虫などの線虫の仲間である寄生虫による感染症
- **症状** 感染した線虫の種類によって症状はさまざま
- **予防** 生活環境をきれいに保つこと，猫がコオロギ，バッタ，ゴキブリ，コガネムシなどの甲虫，ミミズを食べる機会をつくらないようにする
- **特徴** どちらの線虫症も日本での発生はそれほど多くない

Q 線虫症の原因とは

A 猫胃虫，毛細線虫など線虫の仲間である寄生虫が感染することによって起こります。

Q どのように感染するのですか

A 【猫胃虫】

猫胃虫は猫の胃に寄生し，産卵します。虫卵は糞とともに外へ出てきますが，その糞を中間宿主であるコオロギ，バッタ，ゴキブリ，コガネムシなどの甲虫が食べます。猫は，これらの虫を食べることで感染します。

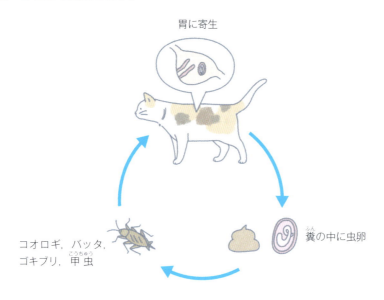

【毛細線虫】

毛細線虫は猫の「胃」,「膀胱」に寄生する種類にわけられます。それぞれの寄生部位で，成虫は産卵します。「胃」に寄生する種類の虫卵は糞とともに，「膀胱」に寄生する種類の虫卵は尿とともに排出されます。外に出てきた虫卵は約2週間経つと，虫卵の中に幼虫が形成され，感染力をもつようになります。「膀胱」に寄生する種類の虫卵は，中間宿主であるミミズに食べられます。猫は，その感染力をもった虫卵やミミズを口にすることで感染します。

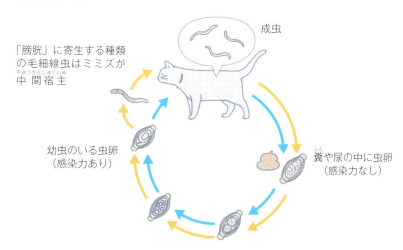

Q どのような症状になるのですか

A 猫胃虫も毛細線虫も，重度の感染でなければ症状は特にみられませんが，「胃」に寄生する種類の毛細線虫は慢性胃炎の原因となることがあり，「膀胱」に寄生する種類の毛細線虫は慢性膀胱炎の原因となる可能性があります。

Q どうしたら感染したかわかるのですか

A 猫胃虫は胃のレントゲン造影検査，内視鏡検査で胃に異常がないかどうか，また，糞便検査をして虫卵がみられるかを確認します。

「胃」に寄生する毛細線虫は糞便検査をして虫卵があるか，「膀胱」に寄生する毛細線虫は尿検査をして虫卵があるかを確認します。

Q どうしたら治せるのですか

A 駆虫薬を使って治療します。

Q 予防はできるのですか

A 糞や土など，虫卵が潜んでいるかもしれないものが猫の生活環境に落ちていることがないよう，掃除して衛生的な環境を保ちます。また，猫がコガネムシなどの甲虫やミミズを食べる機会をつくらないようにするなど，中間宿主との接触にも注意が必要です。

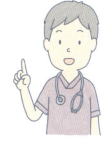

『臨床獣医師のための犬と猫の感染症診療』（緑書房）
Chapter 8-11　その他の線虫症　p330~334

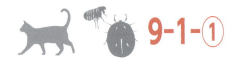

疥癬
（かいせん）

- **原因** 0.2 mmほどの大きさのネコショウセンコウヒゼンダニ
- **症状** 強いかゆみのある皮膚炎
- **予防** 感染動物と接触しない。同居猫がいる場合には，発症していなくても治療する
- **特徴** 診断が難しい。一時的に人に感染することがある

Q 疥癬の原因とは

A ネコショウセンコウヒゼンダニというダニが，皮膚の角質層にもぐり込み，トンネルを掘ってその中で産卵します。これにより強いかゆみが起こるため，かゆい部分をかき壊してしまったり，そこから細菌が二次的に感染することで皮膚炎が起こります。

まれではありますが，犬の疥癬の原因であるセンコウヒゼンダニが寄生することがあります。

Q どのように感染するのですか

A 感染した猫と濃厚な接触をした猫は，うつることがあります。日陰などに落ちている感染動物のフケなどにダニがいることがあるので，外に出るとそのような場所でも感染する機会があります。

Q どのような症状になるのですか

A ダニがもぐり込んだ部分が赤く腫れたり，水ぶくれや痂蓋（かさぶた）がみられます。症状が進むと，皮膚が厚ぼったくなり，脱毛やフケが出ます。強いかゆみのため，猫はかゆいところを強くかいたり，体を物にこすりつけたりしてしまい，皮膚が傷ついてしまいます。そこから，細菌が感染（二次感染）することがあります。また，かゆみによるストレスから食欲が低下し，若い猫では発育が遅れてしまうケースもみられるようです。一方で，はっきりとした症状がみられず，ほかの皮膚炎と誤診されてしまうこともあります。

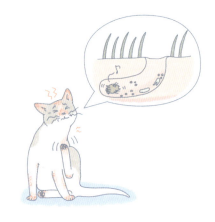

頭，耳の辺縁部や前足などに症状がみられる

Q どうしたら感染したかわかるのですか

A 皮膚をひっかいて削りとり顕微鏡で観察して、もぐっているダニや卵、糞を見つけ出す「皮膚掻爬法」という検査が一般的な診断方法です。しかし、ダニがいるところをピンポイントで検査することは難しいことから、この検査の検出率は50％未満ともいわれており、感染初期の診断は簡単ではありません。

皮膚掻爬法で採った皮膚を顕微鏡でのぞいてダニや卵、糞がみつからない場合でも、症状から疥癬の可能性が高ければ、診断をかねて治療を行います。治療をして治れば、それにより疥癬だったのだろうと推測することができます。

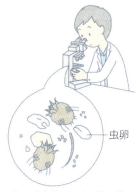
虫卵
ネコショウセンコウヒゼンダニ

Q どうしたら治せるのですか

A 日本では疥癬治療薬として猫で認可されている薬はありません。しかし、ノミ・マダニの駆除薬やウシ・ブタ用の駆虫薬の中にはネコショウセンコウヒゼンダニに有効なものがありますので、それらを使って治療します（適応外使用）。加えて、二次的な細菌感染に対する治療として抗菌薬を投与することもあります。

また、感染動物の行動範囲は徹底的に掃除します。

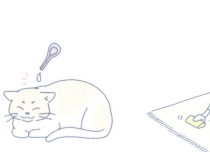
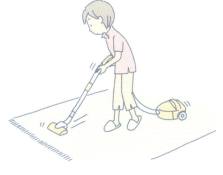

Q 予防はできるのですか

A 感染動物と接触しないように注意します。同居の猫が発症した場合には、発症していない猫も治療する必要があります。

猫の疥癬は人にもうつる

猫の疥癬は人にも感染することがあるので、感染した猫との接触には注意が必要です。

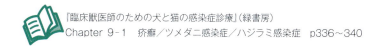
『臨床獣医師のための犬と猫の感染症診療』（緑書房）
Chapter 9-1　疥癬／ツメダニ感染症／ハジラミ感染症　p336〜340

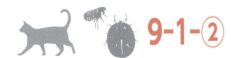

ツメダニ感染症

原因 0.5 mmほどの大きさのネコツメダニによる感染症

症状 通常は無症状，もしくはフケが目立つ程度

予防 感染動物と接触しない。必要があれば，感染しているかわからなくても治療として駆虫薬を使うこともある

特徴 感染が悪化すると，動物の皮膚を徘徊(はいかい)するダニが肉眼でもみえるようになる。人も一時的に刺されることがある

Q ツメダニ感染症の原因とは

A　ネコツメダニというダニは，口器(こうき)と呼ばれる針で動物の皮膚を刺して体液を吸いますが，それにより皮膚炎が起こります。イヌツメダニ，ウサギツメダニもツメダニ感染症の原因となりますが，これらの3種のダニは形が似ており，鑑別が難しいです。どのダニが寄生した場合にも治療法は同じなので，実際にはわざわざ鑑別することはありません。

Q どのように感染するのですか

A　ネコツメダニは動物の皮膚の上を徘徊(はいかい)しているので，感染している動物と接触すると感染します。また，ネコツメダニや毛に産み付けられた虫卵は，動物の皮膚から離れても数日は生存できるため，感染動物のまわり，毛やフケが落ちているところ，グルーミングブラシや使用したタオルなどからうつることがあります。

Q どのような症状になるのですか

A　一般的には無症状ですが，皮膚炎が起こると多量のフケがみられます。また，ダニが増えすぎると，動物の皮膚の上で徘徊(はいかい)するダニが肉眼でもみえるようになり，あたかもフケが動き回るようにみえることがあります。

ダニが増えると，肉眼でもみえるようになり，あたかもフケが動き回るようにみえる

Q どうしたら感染したかわかるのですか

A 感染が疑われる動物の皮膚をひっかいて採れたものや，抜いた毛を顕微鏡でのぞいて，ツメダニや卵があるかを調べます。しかし，感染初期では見つからないこともあり，診断は難しいことが多いです。フケが多ければそこからノミ取りクシなどで毛をすいて，そのカスを黒い色紙の上に落とすと，白いツメダニが肉眼で確認できる場合もあります。

Q どうしたら治せるのですか

A ノミ・マダニの予防薬の中にはネコツメダニに有効なものがありますので，それらを使って治療します。

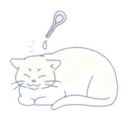

Q 予防はできるのですか

A 感染動物と接触しないように注意します。症状が無いため見逃されることがあるので，外へ出る猫，多頭飼育など感染リスクの高い猫では，感染しているか確認できなくても，必要があれば駆虫薬を使うことがあります。

ツメダニは人にもうつる

猫に寄生しているツメダニは，数が増えると，人の皮膚にもうつって一時的に強いかゆみの皮膚炎を引き起こすことがあります。

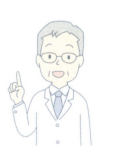

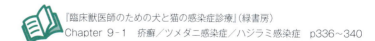

『臨床獣医師のための犬と猫の感染症診療』(緑書房)
Chapter 9-1 疥癬／ツメダニ感染症／ハジラミ感染症 p336〜340

Part Ⅱ　猫の感染症

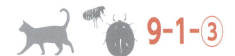

ハジラミ感染症

- **原因**　ネコハジラミという翅の無い昆虫の仲間による感染症
- **症状**　通常は無症状，毛づやが悪くなる。寄生している数が増えると皮膚炎が起こる
- **予防**　感染動物と接触しない。必要があれば，感染しているかわからなくても治療として駆虫薬を使うこともある
- **特徴**　ネコハジラミは体長が 1 mm 以上あるため，目につきやすい（動きは素早い）

Q　ハジラミ感染症の原因とは

A　ネコハジラミが皮膚に寄生することが原因です。ネコハジラミは翅の無い昆虫の仲間で，体長は 1〜2 mm，平べったい体に大きなあごをもつ特徴的な形をしています。

Q　どのように感染するのですか

A　ネコハジラミは動物の皮膚の上を徘徊しているので，感染している動物と接触することで感染します。また，ぬけ落ちた毛についている卵からうつることがあります。

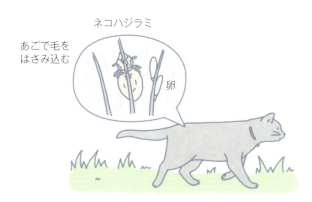

Q　どのような症状になるのですか

A　ネコハジラミは動物から剥がれた皮膚や皮脂を食べるだけで，皮膚にもぐり込んだり刺したりすることはありません。そのため通常は無症状ですが，寄生する数が増えると，毛づやが悪くなったり皮膚炎を起こすことがあります。いわゆるシラミと異なり血を吸うこともありません。

Q どうしたら感染したかわかるのですか

A ネコハジラミは肉眼で発見できます。そのとき，ノミ取りクシを使用すると効率的に見つけることができるでしょう。虫体だけではなく，毛に付着した卵や，その抜け殻から，感染しているのがわかることがあります。

Q どうしたら治せるのですか

A ノミ・マダニの予防薬の中にはネコハジラミに有効なものがありますので，それらを使って治療します。

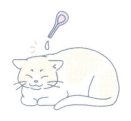

Q 予防はできるのですか

A 感染動物と接触しないように注意します。

症状が無いため見逃されることがあるので，外へ出る猫，多頭飼育の猫など感染リスクの高い猫では，感染しているかどうか確認できなくても，必要があれば駆虫薬を使うことがあります。

『臨床獣医師のための犬と猫の感染症診療』(緑書房)
Chapter 9-1　疥癬／ツメダニ感染症／ハジラミ感染症　p336〜340

耳ダニ感染症

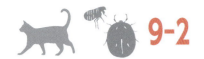

- **原因** ミミヒゼンダニというダニによる感染症
- **症状** 通常は無症状だが、外耳炎(がいじえん)の要因となる場合もある
- **予防** 感染動物と接触しない。感染の危険性がある動物は予防薬を投与する
- **特徴** 無症状のまま感染が持続してしまうことがあるので、動物が多いブリーダーやペットショップなどの施設で、感染がまん延してしまうことがある

Q 耳ダニ感染症の原因とは

A ミミヒゼンダニというダニが、耳の中に寄生することが原因です。

Q どのように感染するのですか

A 感染動物との接触、感染動物の耳あか、ミミヒゼンダニがついた毛などが感染源となります。ミミヒゼンダニは猫のほか、犬やフェレット、野生の食肉類(キツネなど)に寄生しています。

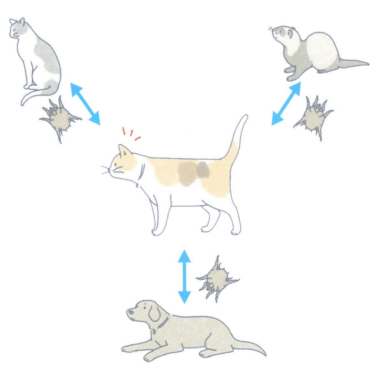

感染動物との接触、感染動物の耳あか、ミミヒゼンダニがついた毛などが感染源になる

Q どのような症状になるのですか

A 軽度の感染の場合は，ミミヒゼンダニは感染動物の耳の鼓膜近くの耳道という場所に生息しています。ミミヒゼンダニは皮膚を掘ったり刺したりしないため，通常はかゆみもなく無症状ですが，ミミヒゼンダニの唾液や糞に体の免疫が反応したときに外耳炎が起こると考えられています。

ミミヒゼンダニは感染がひどくなる（数が増える）につれ，耳の入り口付近まで生息域を広げていき，それにともない外耳炎も悪化します。また，細菌やカビが二次感染すると，外耳炎がさらに悪化することもあるようです。

Q どうしたら感染したかわかるのですか

A 耳鏡という耳の中をのぞく道具を使うと，耳の中で動くミミヒゼンダニをみつけられることがあります。また，耳あかを顕微鏡で調べることで，ダニやダニの卵があるかを確認します。

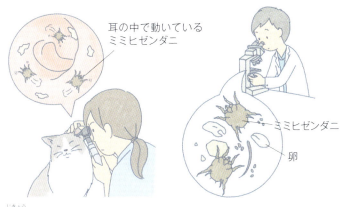

耳鏡で耳の中をのぞく　　耳あかを顕微鏡でみる

Q どうしたら治せるのですか

A まずは耳の中を洗浄して，ミミヒゼンダニやその隠れ場所となる耳あかを取り除きます。その後，ミミヒゼンダニに対して駆虫効果がある薬（滴下剤）を背中につけたり，その薬を直接，耳に投与したりして治療することもあります（薬剤の使用は必ず獣医師の指導のもと行ってください）。

ほかの動物にうつさないためにも感染している動物は隔離が必要です。

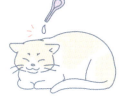

Q 予防はできるのですか

A 特に多頭飼いの場合やペットホテル，不特定多数の動物が出入りする場所に行くなど，感染する恐れのある場合には，一部のノミ予防薬やダニ予防薬（ミミヒゼンダニに効果があるもの）を定期的に投与することで，耳ダニ感染症も予防できます。

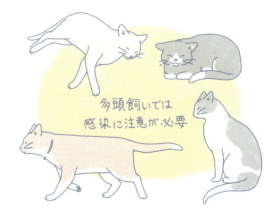

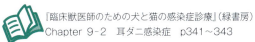

『臨床獣医師のための犬と猫の感染症診療』（緑書房）
Chapter 9-2　耳ダニ感染症　p341〜343

Part II 猫の感染症

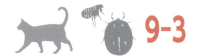 9-3

ノミ感染症

原因 ネコノミ，イヌノミによる感染症

症状 刺されることによる皮膚炎（ノミ刺咬症）やノミアレルギー性皮膚炎の原因となったり，猫ひっかき病の原因となるバルトネラという細菌や，瓜実条虫という寄生虫を運んでくることがある

予防 ノミの駆除薬の定期的な投与

特徴 ノミは環境温度が13℃以上，適度な湿度（50％以上）のある場所で虫卵 → 幼虫 → サナギ → 成虫のライフサイクルが完成する（＝家の中でも増えることがある）。ノミは人も刺すことがあり，時に皮膚炎が起こる

Q ノミ感染症の原因とは

A 猫にネコノミ，イヌノミが寄生することで起こります（イヌノミが猫に感染することもありますが，猫に寄生している大部分のノミはネコノミです）。

Q どのように感染するのですか

A 猫がノミで汚染された環境に立ち入ること，ノミに感染している動物と接触することで感染します。

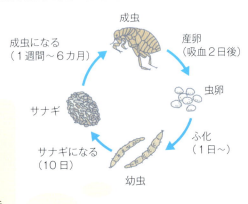

ノミのライフサイクル

成虫は猫や犬に寄生し吸血します。吸血して2日後には卵を産み，卵は体から落下して早ければ1日でふ化します。幼虫は10日ほどでサナギとなり，サナギは最短1週間で成虫になります（ただし，条件が整わない場合には6カ月ほどサナギのまま待機することができます）。成虫は成長すると高く飛ぶことができるようになり，猫や犬などの体表に飛んでいき寄生します。

ノミの住処

寄生したノミは動物が休息しているときに活動するため，ノミの成虫から産まれた卵は動物の寝床や休息場所に多く落ちています。また，外では幼虫が発育しやすい環境である草むら，日陰で湿った土，落ち葉が集まっている場所などは感染するリスクが高いです。

猫が外へ出かけたときに感染しノミを家の中へ持ち込んだ際，その家の環境温度が13℃以上，適度な湿度（50％くらい）であると，ノミのライフサイクルが成立してしまいます。よって，暖房器具の使用などによりこのような環境が整えば，冬でもノミがみられることがあります。

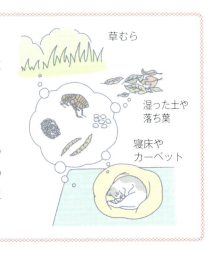

Q どうしたら感染したかわかるのですか

A ノミ取りクシなどを使って丁寧に毛をすいて，ノミの成虫をみつけます。そのほか，新聞紙などを広げた上に猫を立たせ，毛を根元から逆立てるようにブラッシングを行うと，根元に溜まったノミ糞(黒い粒)が下へ落下します。このノミ糞を集めて濡れたティッシュなどの上へ置くと，ノミが動物から吸った血の成分がにじみ出して赤く広がっていくことから，ノミの寄生を確認することができます。

家でノミの卵や幼虫を探そう

もしノミの感染がある場合には，猫の寝床やケージの中などにノミの卵や幼虫がいるかもしれません。疑わしいものを発見した際には，すぐに念入りに掃除をする必要性がありますが，同時に確認のためにセロハンテープなどで採取して動物病院でみてもらうと良いでしょう。

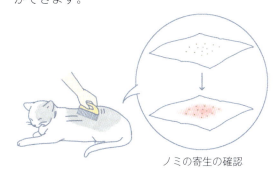

ノミ糞を濡れたティッシュの上へ置く

ノミが動物から吸った血の成分がにじみ出して赤く広がる

ノミの寄生の確認

Q どうしたら治せるのですか

A

薬を使った治療

ノミ刺咬症やアレルギー性の皮膚炎が起きていたら，速やかにノミを駆除した上で，皮膚炎に対して抗炎症薬などを用いた治療を行います。ノミの駆除薬には錠剤，背中などに垂らす滴下剤，スプレー剤などさまざまなタイプがあります。効果も製品により違いますので，その猫にとってベストな薬剤を獣医師と相談して選択しましょう。

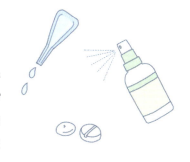

環境の整備

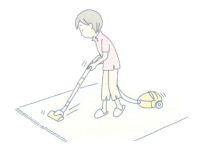

せっかく治療を行っても，ノミがいる環境ではすぐに再感染してしまいます。そのため，家はこまめに掃除を行い，湿気が溜まらないよう換気する，カーペットや畳などは可能であればフローリングにする，寝床のタオルなどは洗って乾燥機にかけるなど，環境を整備します。また，大量に発生した場合には市販のくん煙剤や散布剤などを用いて部屋の中全体を駆虫するのも効果があるかもしれません。ただし，動物がいるところでは使用できないため，よく使用法を確認して下さい。

Q 予防はできるのですか

A ノミの駆除薬を定期的に投与することで予防が可能です。きちんと効果を得るためには有効期限や投与方法を守って使用することが重要です。

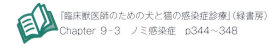

『臨床獣医師のための犬と猫の感染症診療』(緑書房)
Chapter 9-3　ノミ感染症　p344〜348

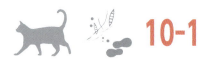

皮膚糸状菌症

- **原因** 皮膚糸状菌という真菌（カビ）による感染症
- **症状** 皮膚にいろいろな症状がみられる
- **予防** 感染動物との接触に注意し，生活環境をキレイに保つ
- **特徴** 人にも感染する，人と動物の共通感染症

Q 皮膚糸状菌症の原因とは

A 「ミクロスポルム・カニス」が約98％を占めます。そのほか「トリコフィトン・メンタグロフィテス」，「ミクロスポルム・ギプセウム」がそれぞれ1％程度を占めています。

Q どのように感染するのですか

A 猫が感染している動物に接したり，感染した動物のぬけ毛やフケ，菌に汚染したもの（ベッド，グルーミング用ブラシ，バリカンなど）に接触することで感染します。このとき，小さな傷口があると，より簡単に感染します。

菌が皮膚に付着しても症状がみられない動物もいますが，ついた菌は一両日のうちに増殖し，皮膚の表面や毛などの組織に侵入して感染が成立します。

菌による酵素や代謝産物が，かゆみや炎症を誘発して，さまざまな症状が起こると考えられています。

Q どのような症状になるのですか

A 猫では，脱毛や赤み，フケ，発疹や水ぶくれ，瘡蓋など，いろいろな症状がみられます。幼齢の猫や長毛種の猫，免疫力の低下した猫は特に症状が出やすいです。

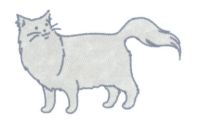

動物の皮膚糸状菌症は人にもうつる感染症です。感染すると，皮膚に赤いプツプツができたり，頭の脱毛などの症状がみられることがあります。詳しくは犬のパート「5-2皮膚糸状菌症」p87を参照してください。

Q どうしたら感染したかわかるのですか

A　まず，猫の皮膚の症状を観察します。また，感染するような機会があったかなど，飼い主さんのお話からこの病気を疑います。皮膚糸状菌症（ひふしじょうきんしょう）が疑われたなら，必要な検査を行います。

例えば，新しい動物を飼った，預かったなど，ほかの猫や犬，ウサギなどの動物と接触する機会がありましたか？

同居動物や人にも，毛がぬける，赤いプツプツやかぶれ，赤い斑（はん），かゆみなどの症状がありませんか？

外にお散歩に行きますか？

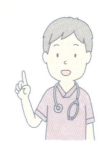

検査の方法

簡易な検査として暗室で猫にブラックライトを当てます。猫でのおもな皮膚糸状菌（ひふしじょうきん）であるミクロスポルム・カニスであれば，感染した毛は黄緑色に蛍光が見られます。それにより，おおよその診断ができます（この検査はウッド灯検査と呼ばれています）。この光った毛，疑わしい部分の毛やフケを採って薬剤をかけてから顕微鏡で観察し，菌がいるのを確認できれば診断が確定します。

また，皮膚糸状菌を増やすことができる専用の培地（ばいち）にぬいた毛をまき，そこから菌が育つかどうかで診断する培養（ばいよう）検査も行います。

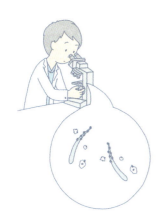

これらの検査で診断できない場合には，遺伝子検査，皮膚の一部を採って行う病理検査など，ほかの方法を検討します。

Q どうしたら治せるのですか

A　健康な動物であれば治療しなくても治ることもあります。しかしそのあいだ，ぬけ毛やフケなどで家中に菌をバラまくことになり，同居動物や人が感染してしまうことにつながるので，完治するまでしっかりと治療することが基本です。

外用薬やシャンプーを使う

皮膚症状が一部分ならば，その部分の毛を刈って（必要があれば全身刈ります），抗真菌（こうしんきん）成分を含有するクリームやローションなどの外用薬をぬりこみます。薬をぬった後に動物が舐（な）めないように注意が必要です。気をそらすために，薬をぬるタイミングをごはんを食べる前にするなど工夫します。どうしても舐めてしまう場合や早く治したい場合には，エリザベスカラーをつけることもあります。

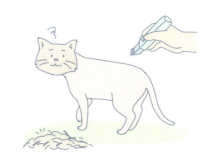

Part Ⅱ　猫の感染症

　　抗真菌シャンプーで菌を落とすことも，早く治すという目的だけでなく，環境中に菌が広がることの防止につながるため，再発予防やほかの動物にうつさないために有効です。

飲み薬を使う

　外用薬の治療にあまり反応がない場合や，皮膚症状が広範囲でみられる場合には，飲み薬タイプの抗真菌薬で治療します。

　これらの薬は副作用が出ることもあるため，必要であれば検査をした上で使います。必ず獣医師の指示のもと，決まった用量・時間・期間にきちんと薬を飲ませましょう（自己判断で中止したり，指示を守らずダラダラ飲ませることをしてはいけません）。

　基礎疾患（もともとかかっている病気）があったり免疫に異常がある場合や幼齢猫では，症状のコントロールが難しいこともあります。

予防はできるのですか

　感染しないためには次のようなことに気をつける必要があります。

感染動物との接触に注意

　猫に限らず犬やウサギ，そのほかの動物からうつることがあります。

菌がついた"ぬけ毛やフケ"などの感染源を断つ

　感染動物の毛やフケには菌がついており，それが感染源となります。掃除機で動物のケージや生活環境にある毛やフケ，チリ・ホコリをよく取り除きます。その後，水や家庭用洗剤を使い徹底的に洗い落とし，可能なら熱湯消毒し，十分乾燥させると効果的です。もちろん最後に消毒薬で消毒するのがベストですが，動物がいる環境での洗浄・消毒薬の使用には注意が必要ですので，獣医師の指導のもと適切な方法で行ってください。

菌がついた"もの"の感染源を断つ

　毛がつきやすいものにも注意が必要です。例えば，動物のベッドやタオル，洋服，グルーミング用ブラシなどは菌が付着している可能性が高いので，できる限り廃棄します。廃棄できないものであれば，熱湯消毒，洗剤による洗浄を行います。

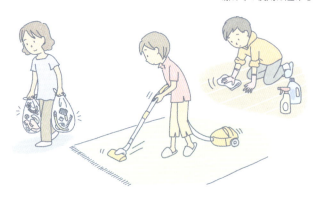

菌がついたものはできるだけ廃棄する（最も確実）

毛やチリ・ホコリは感染源になるので，よく掃除し取り除く

消毒には水道水で約30倍に薄めた家庭用塩素系漂白剤を使うが，動物のいる場所での使用は避ける

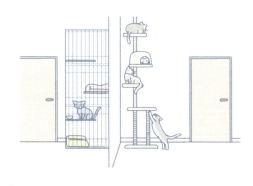

多頭飼いであれば，ほかの猫に感染しないよう，治療が終わるまで感染した猫は隔離する

『臨床獣医師のための犬と猫の感染症診療』（緑書房）
Chapter 10-1　皮膚糸状菌症　p350～353

監修者プロフィール

小沼　守（おぬま まもる）

1967年埼玉県生まれ。博士（獣医学）。
日本大学農獣医学部獣医学科卒，日本大学大学院獣医学研究科獣医学博士課程修了。一次診療施設の勤務医を経て1995年におぬま動物病院を開院，2012年に大相模動物クリニックに名称変更。2017年より千葉科学大学危機管理学部動物危機管理学科准教授，2018年に動物危機管理教育研究センター副センター長および副学科長，2019年に教授。日本動物看護学会常務理事・編集委員，獣医アトピー・アレルギー・免疫学会編集委員・技能講習制度委員，日本獣医エキゾチック動物学会監事・編集委員，日本大学獣医学会理事・評議員など歴任。

前田　健（まえだ けん）

1968年山梨県生まれ。博士（獣医学）。
東京大学農学部獣医学科卒，東京大学大学院農学生命科学研究科博士課程修了。山口大学助教授，マサチューセッツ州立大学医学部客員研究員を経て，2009年より山口大学農学部獣医学科教授。山口大学中高温微生物研究センター副センター長，山口大学連合獣医学研究科副研究科長。日本ウイルス学会将来構想検討委員，日本獣医学会評議員，日本衛生動物学会理事，日本ウマ科学会編集委員，ヘルペスウイルス研究会世話人，中国四国ウイルス研究会幹事，トガ・フラビ・ペスチウイルス研究会常任世話人など歴任。

佐藤　宏（さとう ひろし）

1961年島根県生まれ。獣医学博士。
鳥取大学農学部獣医学科卒，鳥取大学大学院農学研究科修士課程修了，北海道大学大学院獣医学研究科博士後期課程修了。学術振興会特別研究員（北海道大学獣医学部家畜寄生虫学教室），弘前大学医学部助手，講師（寄生虫学教室）を経て，2006年より山口大学農学部獣医学科助教授（2007年准教授に呼称変更），2010年に教授，獣医学科長。山口大学教育研究評議会員，山口大学大学院連合獣医学研究科長，獣医寄生虫学会誌（11巻～15巻1号）編集委員長など歴任。

動物病院スタッフのための犬と猫の感染症ガイド

2019年4月1日　第1刷発行

監修者	小沼　守，前田　健，佐藤　宏
発行者	森田　猛
発行所	株式会社 緑書房 〒 103-0004 東京都中央区東日本橋3丁目4番14号 TEL 03-6833-0560 http://www.pet-honpo.com
編　集	村上美由紀，齊藤真央，池田俊之
イラスト	ヨギトモコ
印刷所	アイワード

©Mamoru Onuma, Ken Maeda, Hiroshi Sato
ISBN978-4-89531-368-1　Printed in Japan
落丁，乱丁本は弊社送料負担にてお取り替えいたします。

本書の複写にかかる複製，上映，譲渡，公衆送信(送信可能化を含む)の各権利は株式会社緑書房が管理の委託を受けています。

JCOPY 〈(一社)出版者著作権管理機構 委託出版物〉

本書を無断で複写複製(電子化を含む)することは，著作権法上での例外を除き，禁じられています。本書を複写される場合は，そのつど事前に，(一社)出版者著作権管理機構(電話03-5244-5088，FAX03-5244-5089，e-mail：info@jcopy.or.jp)の許諾を得てください。
また本書を代行業者等の第三者に依頼してスキャンやデジタル化することは，たとえ個人や家庭内の利用であっても一切認められておりません。